■担当編集委員
西良浩一
徳島大学大学院医歯薬学研究部
運動機能外科学教授

■編集委員
宗田　大
東京医科歯科大学名誉教授
国立病院機構災害医療センター院長

中村　茂
帝京大学医学部附属溝口病院整形外科教授

岩崎倫政
北海道大学大学院医学研究科
整形外科学教授

西良浩一
徳島大学大学院医歯薬学研究部
運動機能外科学教授

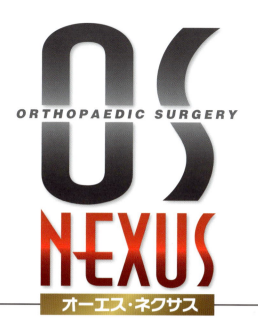
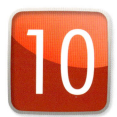

脊椎固定術
匠のワザ

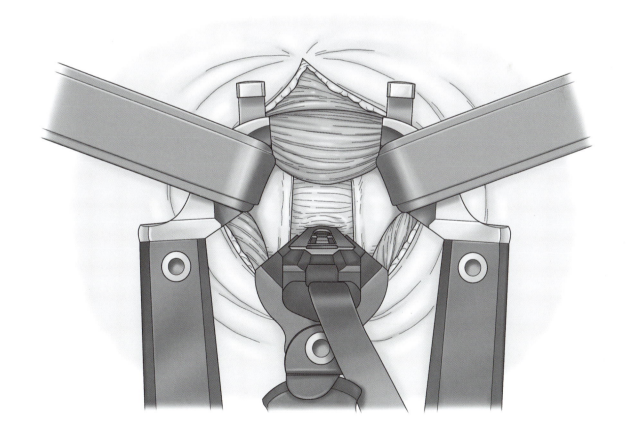

MEDICAL VIEW

本書では，厳密な指示・副作用・投薬スケジュール等について記載されていますが，これらは変更される可能性があります．本書で言及されている薬品については，製品に添付されている製造者による情報を十分にご参照ください．

OS NEXUS No.10
Spinal Arthrodesis ; Secret techniques in the experts
（ISBN 978-4-7583-1389-6 C3347）
Editor：KOICHI SAIRYO

2017.5.1   1st ed

ⓒMEDICAL VIEW, 2017
Printed and Bound in Japan

Medical View Co., Ltd.
2-30 Ichigayahonmuracho, Shinjyukuku, Tokyo, 162-0845, Japan
E-mail ed @ medicalview.co.jp

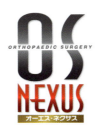

序　文

　このたび『OS NEXUS』No.10を上梓させていただく運びとなりました．本年も皆様のご協力で日本脊椎脊髄病学会にあわせた出版となり喜ばしく思います．さて，OS NEXUSが新シリーズとなり3年目となります．このたびは除圧，固定の基本に続く脊椎第3弾となりました．近年脊椎固定手技は，脊椎外科医全員が安全に修得する必要があります．そのため固定術に関しては，2年に分けて特集させていただきました．前年のNo.6では固定術の基本手技について詳細に記し，これから脊椎固定手術を始める方々が安全に導入できることを主眼としました．

本年は，「脊椎固定術～匠のワザ～」

　近年，固定術は二極化となってきております．通常の固定術には低侵襲手術の波が押し寄せており，多くの脊椎外科医が何らかの形で低侵襲手術を試みております．もう1つの流れは大侵襲化です．最近のスクリューテクニックや骨切りテクニックの向上により，脊柱変形（骨粗鬆症がある場合でも）がダイナミックに矯正される時代となっております．従いまして本号は，「低侵襲を支える匠のワザ」と「大侵襲を支える匠のワザ」に分けました．
　低侵襲手術では経皮的椎弓根スクリュー（PPS）を使った匠のワザを4名の先生方より解説いただいています．すべり矯正術，多椎間固定術，側臥位での挿入，そして腰椎分離症への応用です．Cortical Bone Trajectory（CBT）に関しては3名の匠といわれる先生方に執筆を依頼しました．仙骨への刺入法，すべり矯正，そしてPSとのハイブリッド法についての解説をしていただきました．また，LLIFに関しては，最近重篤な合併症が報告されていることから，合併症防止の観点からの執筆をいただいています．低侵襲の最後は椎体形成術の匠のワザを解説していただきました．
　一方，大侵襲手術での肝は骨切りです．安全な骨切りにより大きい矯正が可能となります．言い換えれば，骨切り術ができなければ大きい矯正はできないとも言えます．本書では代表的なPSO法，Ponte法，VCR法に関する手技を匠の方々に依頼しました．また，強い矯正のためには強いアンカーが必要です．特に，もっとも大切な仙骨のアンカリングについて解説して頂きました．そして，最後は矯正方法です．2名の匠がロッドを使った矯正におけるノウハウを執筆しています．

英文タイトルは，Secret techniques in the experts

　匠といわれるエキスパートの諸先生から，匠といわれる秘密のワザをご披露いただくようにご依頼申し上げました．出来上がった内容を通読すると，まさに匠のみぞ知る秘密の裏技が惜しげもなく詳細に記されております．

これから固定術を始めるビギナー術者には，道標を
すでに固定術を行っているベテラン術者には，相違点を
すべての読者には，今後の浪漫を

まさに千載一遇の銘書となること間違いありません．脊椎外科医が全員必読の手術書です．脊椎外科手術Next decadeにつながる基盤となる16名の匠のワザ，ぜひご堪能ください．

2017年3月

台南から台北に向かう新幹線にて
徳島大学大学院医歯薬学研究部運動機能外科学教授
西良浩一

脊椎固定術　匠のワザ

CONTENTS

I 低侵襲を支える匠のワザ

PPS：腰椎すべり症矯正術	石井　賢	2
PPS：多椎間固定とロッドテクニック Mis-long fixation	篠原　光ほか	14
PPS：側臥位での挿入法	成田　渉ほか	26
PPS：腰椎分離症修復術 Smiley Face Rod Method	山下一太ほか	38
CBT：仙骨を含む多椎間固定	松川啓太朗	48
CBT：腰椎すべり症矯正術	森　幹士	60
CBT-PS：ハイブリッド法でのすべり矯正術	三代卓哉	74
安全に行うXLIF	大内田隼ほか	82
安全に行うOLIF	藤林俊介	100
椎体形成術 PMMA骨セメント，CPC，HAブロックの各種特徴	武政龍一	112

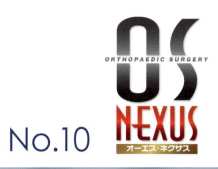

No.10

II 大侵襲を支える匠のワザ

骨切り術：pedicle subtraction osteotomy（PSO）	大和　雄ほか	126
骨切り術：Ponte骨切り	高田洋一郎	138
骨切り術：後方全脊柱骨切り術	松本守雄	146
骨盤アンカリング（S1 PS, S2 AIS, 従来法IS）	宮腰尚久	158
特発性側弯症に対する矯正手技	鈴木哲平	172
成人脊柱変形に対する矯正手技	金山雅弘	184

執筆者一覧

■担当編集委員

西良　浩一　　徳島大学大学院医歯薬学研究部運動機能外科学教授

■執筆者（掲載順）

石井　賢	国際医療福祉大学医学部整形外科学主任教授
篠原　光	東京慈恵会医科大学附属第三病院整形外科
曽雌　茂	東京慈恵会医科大学整形外科学講座准教授
成田　渉	社会医療法人祐生会みどりヶ丘病院脊椎脊髄外科センター部長
長谷　斉	社会医療法人祐生会みどりヶ丘病院脊椎脊髄外科センター長
高取　良太	京都府立医科大学大学院医学研究科運動器機能再生外科学（整形外科）講師
山下　一太	徳島大学大学院医歯薬学研究部運動機能外科学
西良　浩一	徳島大学大学院医歯薬学研究部運動機能外科学教授
松川啓太朗	自衛隊中央病院整形外科医長
森　幹士	滋賀医科大学整形外科学講師
三代　卓哉	高松赤十字病院整形外科部長
大内田　隼	江南厚生病院整形外科・脊椎脊髄センター
金村　德相	江南厚生病院整形外科・脊椎脊髄センター長
藤林　俊介	京都大学大学院医学研究科運動器機能再建学講座特定教授
武政　龍一	高知大学医学部整形外科学准教授
大和　雄	浜松医科大学整形外科学
松山　幸弘	浜松医科大学整形外科学教授
高田洋一郎	徳島大学大学院医歯薬学研究部運動機能外科学
松本　守雄	慶應義塾大学医学部整形外科学教授
宮腰　尚久	秋田大学大学院医学系研究科整形外科学准教授
鈴木　哲平	国立病院機構神戸医療センター整形外科医長
金山　雅弘	函館中央病院副院長・脊椎センター長

まずは自分で 骨のコンピュータ・シミュレーション をしてみませんか？

整形外科医のための 骨のバイオメカニクス解析

CT画像からモデルを作って有限要素法で解析しよう！

編集　**稲葉　裕**　横浜市立大学整形外科准教授
　　　東藤　貢　九州大学応用力学研究所准教授

CT画像から患者の骨を正確にモデル化して，シミュレーションをするための解析法の一つである有限要素法（FEM）を理解し，実際の解析から検証，臨床へどのように活用するかを，工学者と医師が具体的に解説。これからバイオメカニクス研究を始める整形外科医には入門書であり，すでに研究を進めている医師には，知識の再確認と臨床応用の最前線の知識が得られる1冊。

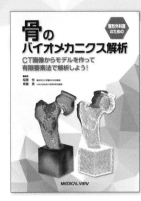

目次

1 有限要素解析のための基礎知識
骨の構造・疾病とバイオメカニクスの関係
骨解析のための力学を知ろう
有限要素法の基礎を理解しよう

2 骨解析のための応用
CT画像からモデルを作る
骨折をいかに表現するか
骨リモデリングをいかに表現するか
解析結果の妥当性を検証する

3 臨床への応用
骨折手術後の強度評価への応用
肩関節領域に応用する
股関節領域に応用する
脊椎領域に応用する

Step up　英文雑誌への投稿
Q&Aから学ぶ，アクセプトされる論文の書き方

定価（本体7,000円＋税）
B5変型判・160頁・オールカラー
イラスト20点，写真50点
ISBN978-4-7583-1373-5

整形外科手術アプローチを究める────最良の手術は最良のアプローチから

整形外科サージカルアプローチ

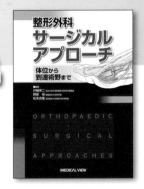

編集　**井樋　栄二**　東北大学大学院整形外科学分野教授
　　　野原　裕　獨協医科大学副学長
　　　松末　吉隆　滋賀医科大学整形外科学教授

手術書では省略されがちなアプローチにスポットを当て，「皮切」「浅層展開」「深層展開」「到達術野」と大きく4段階に分け，筋膜などの軟部組織の処置も含めて，イラストを中心に詳細に解説。整形外科主要手術の主なアプローチ（進入法〜展開まで）を網羅し，鏡視下法の皮切，進入法，助手の視点での操作法，アプローチの注意点，応用技術についても解説した極めて実践的な1冊。

定価（本体16,000円＋税）
B5変型判・560頁・2色刷
イラスト620点，写真280点
ISBN978-4-7583-1039-0

目次

上肢
- 脊柱変形　上腕骨頭，関節窩への前方アプローチ／後方アプローチ／他
- 肘関節　後方アプローチ／内側アプローチ／外側アプローチ／前方アプローチ／他
- 手関節　掌側アプローチ／背側アプローチ／手関節鏡のアプローチ
- 指関節　指関節へのアプローチ

脊椎
- 頸椎　前方アプローチ／後方アプローチ／他
- 胸椎　前方アプローチ／後方アプローチ／他
- 腰椎・仙椎　腰椎前方アプローチ／腰椎後方アプローチ／Wiltseアプローチ／他

下肢
- 骨盤　前方アプローチ（Pfannenstiel approach）／前方アプローチ（腸骨鼡径アプローチ）／他
- 股関節　前方アプローチ／大転子切離側方アプローチ／側方アプローチ（Hardinge, Dall）／他
- 膝関節　前方アプローチ／内側アプローチ／外側アプローチ／他
- 足関節・足　脛骨遠位端へのアプローチ／腓骨遠位端へのアプローチ／足関節前方アプローチ／他

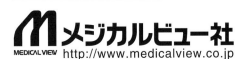

〒162-0845 東京都新宿区市谷本村町2番30号
TEL.03(5228)2050　FAX.03(5228)2059
E-mail（営業部）eigyo@medicalview.co.jp
http://www.medicalview.co.jp

※ご注文，お問い合わせは最寄りの医書取扱店または直接弊社営業部まで。

スマートフォンで書籍の内容紹介や目次がご覧いただけます。

脊椎インストゥルメンテーション手術のテクニックと合併症対策が集結した1冊

新 脊椎インストゥルメンテーション
テクニカルポイントと合併症対策

編集
野原 裕 獨協医科大学副学長
鈴木 信正 メディカルスキャニング東京脊柱側弯症センター長
中原 進之介 岡山医療センター整形外科客員医長

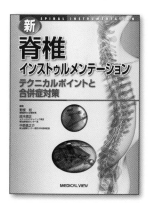

脊椎手術にインストゥルメンテーションを使用することが定着しているなかで，これからこの手技を習得するためには〈正確に器具を扱う技術〉〈症例に対して安全に操作できる技術〉〈起こりうる合併症に対する早期発見と適切に対応できる技術〉が求められる．この3つを章立てとして構成し，「インストゥルメントを活かすテクニック」「疾患別テクニック」では〈テクニカルポイント〉としてコツ，注意点，トラブルを明記．避けて通れない「合併症対策」では，早期発見のポイントと適切な対応法を簡潔に収載．現在の脊椎手術現場で必要な，インストゥルメンテーション手術に関する必須知識と必須テクニックがこの1冊に網羅されている．

定価（本体9,800円＋税）
B5変型判・268頁・2色刷
イラスト333点，写真462点
ISBN978-4-7583-1049-9

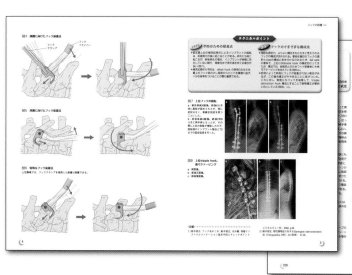

目次

■ インストゥルメントを活かすテクニック
フックの設置／腰椎椎弓根スクリュー／胸椎椎弓根スクリュー（TPS）／腰椎，S1の椎弓根スクリュー／ナビゲーション下頸椎椎弓根スクリュー／経皮的椎弓根スクリュー（PPS）／上位頸椎のC1 lateral massスクリュー／歯突起スクリュー（中西法）／O-C固定術／頸椎プレート／他

疾患別テクニック
◆ **脊柱変形** インストゥルメンテーションによる側弯矯正原理の変遷／脊柱側弯症手術における術後血液検査所見の推移／特発性側弯症に対するhybrid法／先天性側弯症に対する半椎切除術／成人腰椎後側弯症に対する変形矯正術／Parkinson病による脊柱後弯／他

◆ **骨粗鬆症** 椎体形成術（kyphoplasty, BKP, vertebroplasty）／骨粗鬆症性圧迫骨折後遅発性障害に対するHAブロックとCPC併用椎体形成術／前方手術／前後合併手術／他

◆ **外傷** 上位頸椎：歯突起骨折，ハングマン骨折／中下位頸椎脱臼骨折に対する後方法，前後合併法，前方法／上中位胸椎脱臼骨折（T1-10レベル）に対する後方法（PS）＋TTIF，前方法（＋VATS下前方法）／他

◆ **腫瘍** 頸椎腫瘍（巨細胞腫）に対する後方～前方アプローチ／胸腰椎腫瘍に対する腫瘍脊椎骨全摘術（TES）／骨盤輪再建

◆ **炎症，ほか** 化膿性脊椎炎／頸椎の関節リウマチ／上位頸椎の関節リウマチ／頸椎，腰椎DSAに対する後方脊柱再建術

■ 起こりうる合併症対策
脊柱側弯症手術における神経合併症／術後感染／硬膜外血腫／インストゥルメントの折損・脱転・弛み／椎弓根スクリュー（PS）の誤刺入・脱転／硬膜損傷：脊髄液漏／手術体位による空気塞栓／椎体骨折，椎弓根骨折，椎弓（facet）骨折／隣接障害：不安定性，狭窄，圧迫骨折／他

メジカルビュー社
http://www.medicalview.co.jp

※ご注文，お問い合わせは最寄りの医書取扱店または直接弊社営業部まで．
〒162-0845 東京都新宿区市谷本村町2番30号
TEL.03(5228)2050　FAX.03(5228)2059
E-mail（営業部）eigyo@medicalview.co.jp

スマートフォンで書籍の内容紹介や目次がご覧いただけます．

電子版の閲覧方法

メジカルビュー社 eBook Library

本書の電子版をiOS端末，Android端末，Windows PC（動作環境をご確認ください）でご覧いただけます。下記の手順でダウンロードしてご利用ください。
ご不明な点は，各画面のヘルプをご参照ください。

※電子版は，本書をご購入いただいたご本人の方に限りご利用いただけます。

1 会員登録（すでにご登録済みの場合は2にお進みください）

まず最初に，メジカルビュー社ホームページの会員登録が必要です（ホームページの会員登録とeBook Libraryの会員登録は共通です）。PCまたはタブレットから以下のURLのページにアクセスいただき，「新規会員登録フォーム」からメールアドレス，パスワードのほか，必要事項をご登録ください。

https://www.medicalview.co.jp/ebook/

▶右記のQRコードからも進めます

2 コンテンツ登録

会員登録がお済みになったら「コンテンツ登録」にお進みください。
https://www.medicalview.co.jp/ebook/のページで，1 会員登録したメールアドレスとパスワードでログインしていただき，下記のシリアルナンバーを使ってご登録いただくと，お客様の会員情報にコンテンツの情報が追加されます。

本書電子版のシリアルナンバー
コイン等で削ってください

※このシリアルナンバーは一度のみ登録可能で，再発行はできませんので大切に保管してください。また，第三者に使用されることの無いようにご注意ください。

3 ビューアーアプリのインストール

お客様のご利用端末に対応したビューアーをインストールしてください。

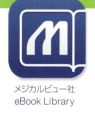
メジカルビュー社
eBook Library

- **iOS版『メジカルビュー社 eBook Library』ビューアーアプリ**（無料）
  App Storeで「メジカルビュー社」で検索してください。

- **Android OS版『メジカルビュー社 eBook Library』ビューアーアプリ**（無料）
  Google Playで「メジカルビュー社」で検索してください。
  ※Kindle Fireには対応しておりません。恐れ入りますが他の端末をご利用ください。

- **Windows PC版『メジカルビュー社 eBook Library』ビューアー**（無料）
  http://www.medicalview.co.jp/ebook/windows/のページから
  インストーラーをダウンロードしてインストールしてください。

4 コンテンツの端末へのダウンロード

❶ 端末のビュアーアプリを起動してください。

❷ 書棚画面上部メニュー右側の ⚙ アイコンを押すと，ユーザー情報設定画面が表示されます。
(Android 版 , Windows 版 は表示されるメニューから「ユーザー情報設定」を選択)

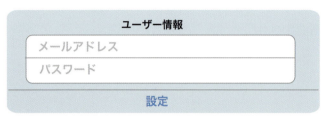

※画面やアイコンは変更となる場合がございます。

ここでは，**❶** の手順で会員登録したメールアドレスとパスワードを入力して「設定」を押してください。

この手順により端末にコンテンツのダウンロードが可能になります。会員登録と違うメールアドレス，パスワードを設定するとコンテンツのダウンロードができませんのでご注意ください 。

❸ 書棚画面上部メニューの ➕ アイコンを押すとダウンロード可能なコンテンツが表示されますので，選択してダウンロードしてください。
ダウンロードしたコンテンツが書棚に並び閲覧可能な状態になります。選択して起動してください。

※PCとタブレットなど2台までの端末にコンテンツをダウンロードできます。

5 コンテンツの端末からの削除

端末の容量の問題等でコンテンツを削除したい場合は下記の手順で行ってください。

❶ 書棚画面上部メニューの ➖ アイコンを押すと，端末内のコンテンツが一覧表示されます。コンテンツ左側の削除ボタンを押すことで削除できます。

※コンテンツは **4** の **❸** の手順で再ダウンロード可能です。
※端末の変更等でご使用にならなくなる場合，コンテンツを端末から削除してください。コンテンツをダウンロードした端末が2台あり，削除しないで端末を変更した場合は新たな端末でコンテンツのダウンロードができませんのでご注意ください 。

ビュアーの動作環境
※2016 年 12 月 25 日時点の動作環境です。バージョンアップ等で変更となる場合がございますので当社ウェブサイトでご確認ください。

iOS
iPad2以降 (iPhone 4S 以降, iPod touch 5th 以降も対応しますが，誌面と同じレイアウトのPDFです)。
iOS 8.3 以降　※Macintosh PC には対応していません。

Android
RAM1GB 以上搭載のタブレット端末 (スマートフォンにも対応しますが，誌面と同じレイアウトのPDFですので推奨いたしません)。
Android OS 4.0以降
※Kindle Fire には対応しておりません。恐れ入りますが他の端末をご利用ください。

Windows PC
Windows 7/Windows 8.1/Windows10 を搭載のPC
(CPU：Core i3 以上，メモリ：4GB 以上，
ディスプレイ：1,024 x 768 以上の画面解像度)

低侵襲を支える匠のワザ

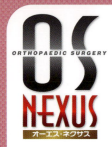

I. 低侵襲を支える匠のワザ
PPS：腰椎すべり症矯正術

国際医療福祉大学医学部整形外科学　石井　賢

Introduction

術前情報

●適応と禁忌

　腰椎すべり症における経皮的椎弓根スクリュー（percutaneous pedicle screw；PPS）を併用した最小侵襲脊椎安定術（minimally invasive spine stabilization；MISt）手技[1]には，最小侵襲腰椎固定術（minimally invasive surgery-transforaminal lumbar interbody fusion；MIS-TLIF）と側方経路腰椎椎体間固定術（lateral lumbar interbody fusion；LLIF）がある。MIS-TLIFは脊柱管内神経の直接除圧，LLIFでは間接除圧による手技が最大の違いである。MIS-TLIFは，openによる従来式TLIFの適応となる疾患（腰椎変性ならびに分離すべり症）すべてに対応できるオールラウンドな手技である[2]。一方，LLIFは脊柱管内操作を要さない低侵襲手技である一方で，側方アプローチの弊害となる血管anomaly（異常），後腹膜腔の瘢痕，Grade Ⅱ度以上のすべり，L5/S1椎間，高度の中心性脊柱管狭窄などが原則禁忌である[3]。

　PPSはMIS-TLIFやLLIFにおいて併用され，低侵襲に椎体固定が実施できる非常に有用な手技である。本項では，PPS手技のコツを述べる。

●麻酔

　全身麻酔下で行う。

●体位

　十分に腹圧がとれる腹臥位で行う。X線透過性の4点支持台（hall frame）の使用が推奨されるが，細長いクッションを体幹長軸方向に2つ並べてもよい。下位腰椎のすべり症では，軽度のヘッドアップ位により正確なX線透視正面像が描出できるため，PPS挿入に適している 図1。

●術前準備

　術前CTで固定椎体における椎弓根の形状を把握し，椎弓根径を計測する。また，PPSの軌道を描き，挿入点から椎体内への適切なPPS長を計測しておく。さらに，厚い皮下脂肪では皮切がより外側になるため，おおよその切開部位を把握しておく 図2。

手術進行

1. 皮切，筋膜切開
2. ニードル針の設置・刺入
3. ガイドワイヤー設置
4. タッピング，PPS挿入
5. ロッドの設置
6. 矯正操作
7. コンプレッション，最終締結

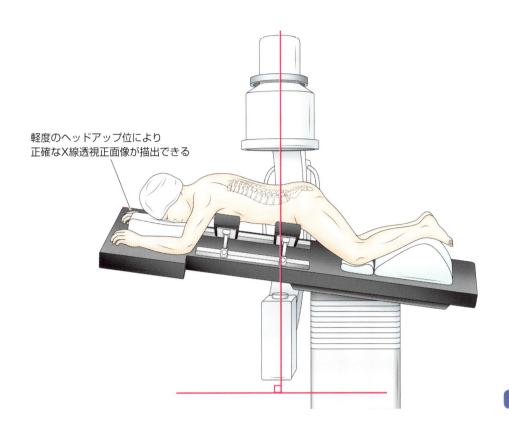

軽度のヘッドアップ位により
正確なX線透視正面像が描出できる

図1 体位

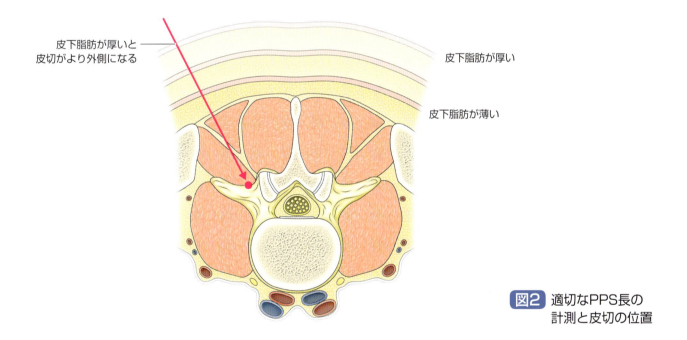

皮下脂肪が厚いと
皮切がより外側になる

皮下脂肪が厚い

皮下脂肪が薄い

図2 適切なPPS長の計測と皮切の位置

❶ 経皮的椎弓根スクリュー（PPS）手技は，2005年にわが国に導入された低侵襲に椎体固定が達成できる優れた術式である．すべり症においては，椎体間固定術に併用される．
❷ 従来式の椎弓根スクリュー（pedicle screw；PS）と比較し，スクリューの挿入点はやや外側の横突起基部である．
❸ PPS設置にはX線透視あるいはナビゲーションが必須である．

手術手技

1 皮切，筋膜切開

　X線透視下にて，当該椎体の椎弓根が左右対称（すなわち椎体回旋がない状態）で，当該椎体の頭側終板が一直線になるように（すなわち終板とX線照射が平行である状態），Cアームを調整する 図3[2]。皮切は，PPS 1本設置につき1皮切で，一般に椎弓根外縁から約2〜4cm外側を中心に約2cmの横切開を加える 図4。皮切後の筋膜切開は，縦切開にすることでニードル針設置に際して自由度が増すため有用である。MIS-TLIFではレトラクターを介した後方除圧のための片側縦皮切を加えているため，一般にその皮切を利用する。S1 PPSの挿入は，腸骨の張り出しによる挿入困難例やガイドワイヤーが曲がるトラブルが生じやすいため，術前CTで腸骨とPPSの軌道を十分確認しておく[4]。

> **コツ&注意　NEXUS view**
>
> メスによる筋膜切開時の筋肉への深い切り込みは出血しやすい。S1 PPS設置のための皮切は，腸骨の張り出しによりやや内側になることが多い。

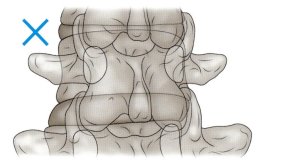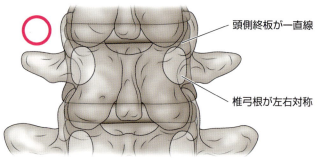

図3　正しい透視画像の見え方（頭側終板が一直線／椎弓根が左右対称）

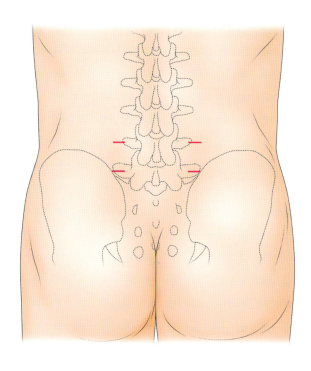

図4　皮切

2 ニードル針の設置・刺入

　PPS挿入点は，示指をPPS軌道方向に進め筋肉を鈍的に剥離し，横突起の基部を触れる（フィンガーナビゲーションテクニック）。続いて，ニードル針の刺入点は椎間関節から横突起に移行する傾斜部位である（図2 赤点，図5）。正面透視像では横突起基部かつ椎弓根外側縁である 図5。従来法より刺入点が外側であるため，ニードル針は通常より斜位で設置される。ニードル針にはJプローブ（田中医科器械製作所）あるいはJamshidi™骨髄生検針（日本ベクトン・ディッキンソン社）を使用する。ニードル針の刺入は，まず透視正面像下でハンマーを用いて少しずつ進める。この際，透視正面像で針先端は決して椎弓根の内側縁を越えてはならない 図6。

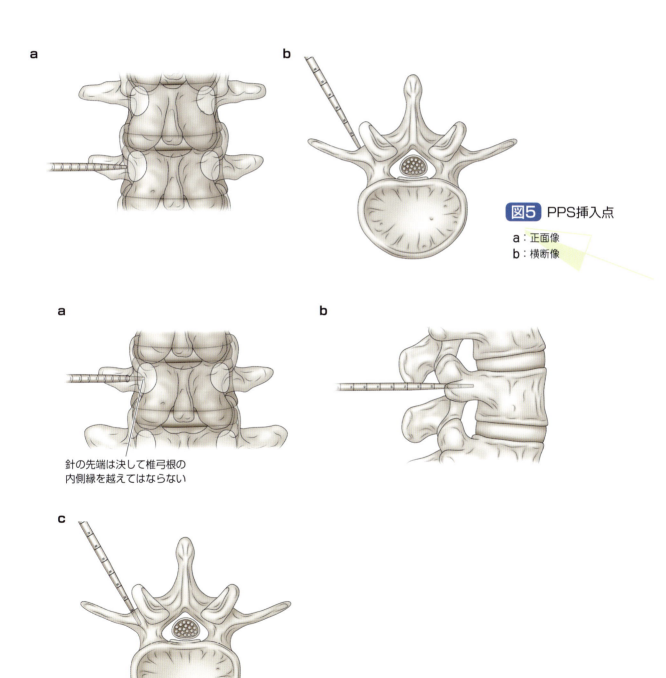

図5 PPS挿入点
a：正面像
b：横断像

針の先端は決して椎弓根の内側縁を越えてはならない

図6 ニードル針の刺入

透視正面像で針先端が椎弓根内側縁まで達する直前（一般に刺入点から約2cm）図7a①で止め，透視を正面から側面に切り替え，針先端が椎弓根を越え椎体内に達していることを確認する図7b①。その後，側面像で針先端を椎体前後長の後方から，1/3～1/2の部位まで進める図7②。脊髄誘発電位（motor evoked potential；MEP）は，適宜実施する。

> **コツ&注意　NEXUS view**
> 　フィンガーナビゲーションテクニックによる横突起の確認時に，骨粗鬆症例では横突起に骨折を生じることもあるため愛護的に行う。針の刺入に際しては手で押し込むと予想外に前方に進む可能性があるため，ハンマーの使用が望ましい。

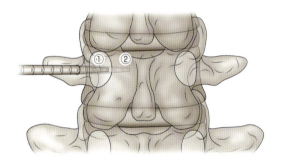

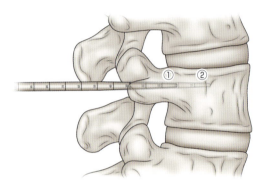

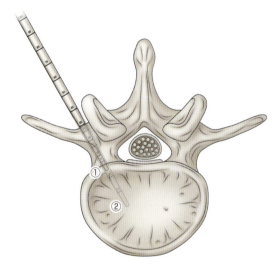

図7　ニードル針の椎体内への刺入
a：正面像
b：側面像
c：横断像

3 ガイドワイヤー設置

　針の内筒を抜き，ガイドワイヤーを設置する 図8a 。PPS設置においてはガイドワイヤーの前方移動は椎体前壁を貫通し，大血管や腸管を損傷する危険性があるため，特に骨粗鬆症を合併した中高年者では注意を要する 図8b 。歪みが生じた使用済みガイドワイヤーの再利用は前方穿破の原因となるため，再利用は避けスクリュー1本に対してガイドワイヤー1本の使用を徹底する。著者は通常の先端鈍のガイドワイヤー 図9a は前方移動の危険を伴うことがあるため，前方移動と引き抜きを予防する先端が「より線」で加工されたS-wire（田中医科器械製作所） 図9b ， 図9c を使用している[5]。

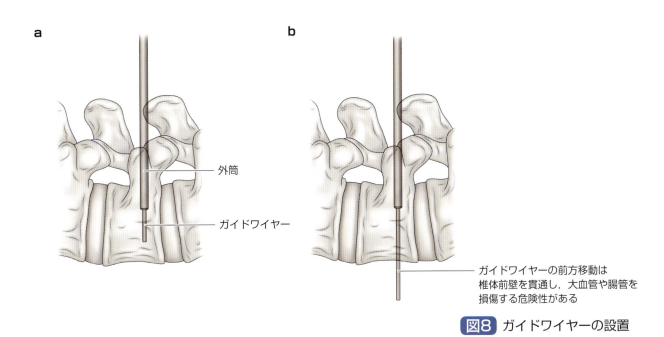

図8 ガイドワイヤーの設置

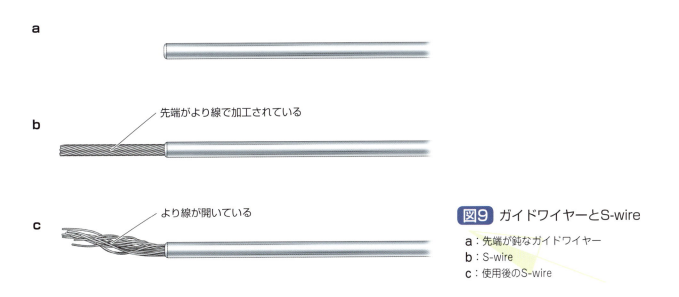

図9 ガイドワイヤーとS-wire
a：先端が鈍なガイドワイヤー
b：S-wire
c：使用後のS-wire

S-wireを椎体内に留置後に両手で前方に押し込むことで 図10a ，先端のより線が椎体内で開き，骨髄に噛み込む 図10b 。S-wireが噛み込むことで，不意な前方移動と引き抜きを防止することができる。続いてS-wireのみ残し，針の外筒を抜去する。

> **コツ&注意　NEXUS view**
>
> ガイドワイヤーの前方移動は，椎体前壁を貫通して大血管や腸管を損傷し，致命的となる可能性があるため十分に注意する。

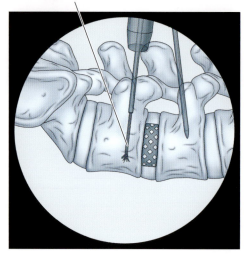

図10　S-wireの押し込み

4 タッピング，PPS挿入

タッピングには必ずタップガードを併用し，椎弓根を越えて椎体に達する部位まで行う 図11 。タッピングをより深く行うとS-wireのより線部分まで達し，より線の切断を招く可能性がある。仮により線を切断して椎体内に遊離した場合は，316Lステンレス製より線とチタン合金製PPSが接しても一般的に害が生じないことより，術前の十分なインフォームドコンセントの下，放置してもかまわない。

続いて，術前に計測した径と長さのPPSを挿入する。PPSが椎弓根を越え椎体内に達した時点で通常はガイドとなるS-wireは必要でなくなるため，速やかに抜去する 図9c 。PPS先端がS-wireのより線部分まで達すると，同様により線の切断リスクがある。PPSの設置深度は透視側面像で確認しながら，挿入点に近付いて挿入抵抗が強くなったところである。PPSのヘッドが骨内に食い込むとヘッドの自由度がなくなり，挿入点周囲のmicro fractureも生じ，PPSのloosening（弛み）の原因となるため，少なくともヘッドの自由度が残る最も深い位置が最適である。適宜，MEPを実施する。

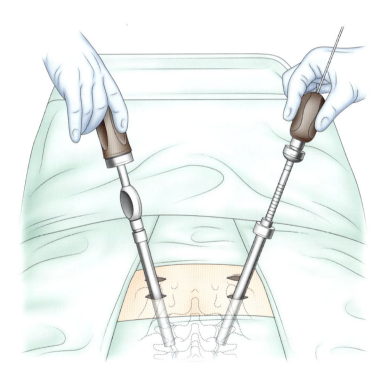
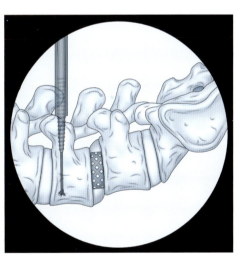

図11 タッピング

5 ロッドの設置

4本のPPSが設置された後に 図12a ，透視正面・側面像ですべてのPPSが骨内に設置されていることを確認する。すべりが大きいほど，PPSのヘッドの高さに高低差が生じる 図12b 。次にキャリパーにてロッド長を決定した後に，尾側よりロッドを設置する。

> **コツ&注意 NEXUS view**
>
> 尾側よりロッドを設置する際は，必ず筋膜下にロッドが設置されているか確認する。ロッドが筋膜上にあると，プラグでのロッド固定において傍脊柱筋が押し込まれ，コンパートメント症候群を生じる。

a

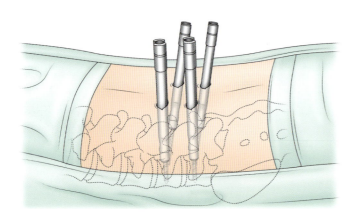

b

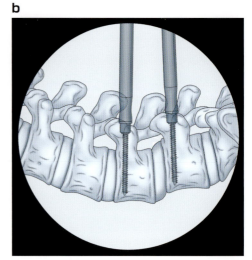

図12 エクステンションの設置

6　矯正操作

　透視側面像を用いて実施する。ロッドを設置した後に十分なすべりの矯正を得るために，頭側PPSヘッドに対してロッドを適度に跳ね上げた状態で尾側のプラグを締結する。高度の骨粗鬆症でなければ一般にロッドの跳ね上げ量はすべりの矯正度に相関する 図13 。この時点で尾側のPPSプラグの最終締結を行う 図14 。

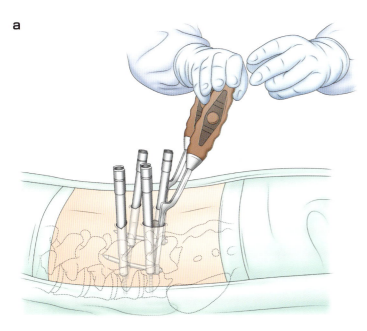

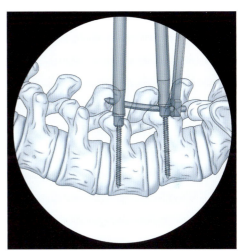

図13　ロッドの跳ね上げ

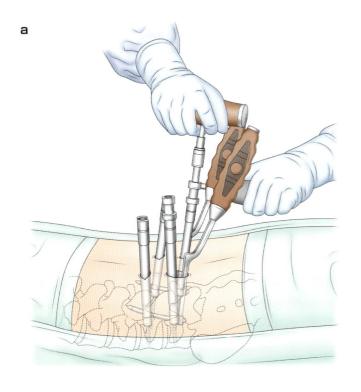

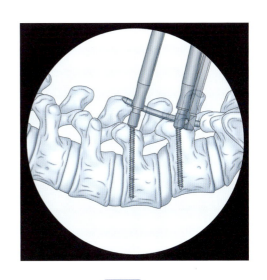

図14　尾側PPSの最終締結

矯正操作を行う際には，尾側に倒したロッドホルダーをしっかりと把持しながら，頭側PPSのプラグを落し込む 図15a 。現在のPPSシステムの多くは15mm程度のスレッドが切ってあるため，頭側PPSのプラグの設置は比較的容易である。

　続いて，プラグを締め込み矯正操作に移る。矯正操作中は，透視側面像で適宜すべりの矯正を確認しながら慎重に行う。手締めでプラグを最後まで落し込んだ後，透視側面像で，①すべりの矯正が良好か，②頭・尾側PPSヘッドを十分越えたロッド長か，③頭側PPSが引き抜けていないか，④適切な局所前弯が得られているか，透視正面像でPPSが適切な位置にあるかなどを確認する 図15 ， 図16 。すべりの矯正が完全でなくても局所前弯が得られていれば問題はないが，すべりの矯正がまったく得られていない場合はPPSの弛みなどの問題があるため，原因を調べる。

> **コツ&注意 NEXUS view**
> 　矯正により，尾側PPSの先端が椎弓根を支点に尾側方向に軽度振れることがあるが，従来法でも同じ現象が起こるので大きな問題とはならない。骨粗鬆症例では頭側PPSが引き抜けることがあり，この場合はときにPPSの入れ替えが必要となる。

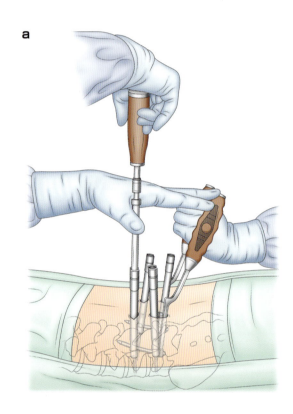

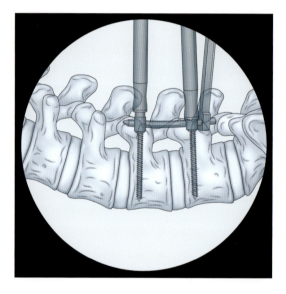

図15　頭側PPSプラグの落とし込み

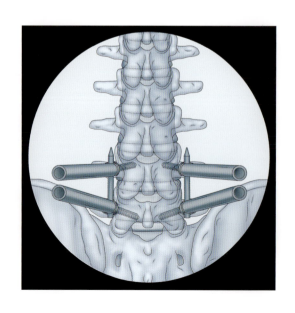

図16　ロッド締結

7 コンプレッション，最終締結

透視側面像を確認しながら頭側PPSのプラグを少し緩め，コンプレッションをかけながら再度プラグを締め込む 図17。続いて，最終締結の実施後に透視正面像でPPSの位置などを最終確認すると同時にMEPを実施する。最後にエクステンダーを抜去する。

> **コツ&注意 NEXUS view**
> PPSが適切な位置に挿入されているか，高度の骨粗鬆症ではコンプレッション操作によりPPSが椎弓根をチーズカットすることがあるため，透視像で十分に確認する。

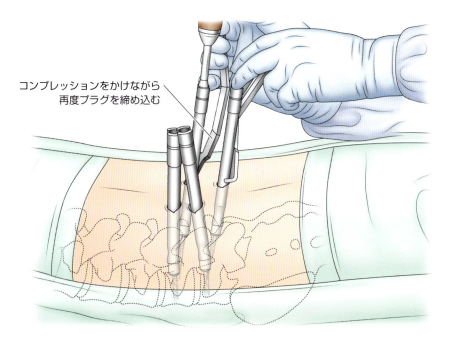

図17 最終締結

文献

1) 石井　賢, 佐藤公治, 齋藤貴徳, ほか. 最小侵襲脊椎安定術（MISt）. 脳外速報 2014；24：546-51.
2) 石井　賢, 戸山芳昭, 千葉一裕, ほか. 腰椎変性すべり症と腰椎変性（後）側弯症に対する最小侵襲椎間孔腰椎椎体間固定術の手術手技. 別冊整形外 2011；59：124-32.
3) 石井　賢, 塩野雄太, 磯貝宜広, ほか. Extreme lateral interbody fusion（XLIF） with PPS. MB Orthop 2016；29（10）：175-85.
4) 石井　賢, 松本守雄. 腰部脊柱管狭窄における最小侵襲除圧固定術－合併症とピットフォールの回避法について－. 整外最小侵襲術誌 2010；57：79-87.
5) Ishii K, Kaneko Y, Funao H, et al. A Novel Percutaneous Guide Wire（S-Wire） for Percutaneous Pedicle Screw Insertion：Its Development, Efficacy, and Safety. Surg Innov 2015；22：469-73.

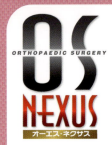

Ⅰ. 低侵襲を支える匠のワザ

PPS：多椎間固定とロッドテクニック
MIS-long fixation

東京慈恵会医科大学附属第三病院整形外科　篠原　光
東京慈恵会医科大学整形外科学　曽雌　茂

Introduction

術前情報

●適応と禁忌

経皮的椎弓根スクリュー（percutaneous pedicle screw；PPS）システムを使用した多椎間への応用，いわゆるMIS-long fixationには，椎体間固定などの骨移植を併用した固定術と，骨移植せずにインプラントの設置のみを行う非固定術の2つに分類できる。

固定術としては，後方経路腰椎椎体間固定術（posterior lumbar interbody fusion；PLIF）/経椎間孔的腰椎椎体間固定術（transforaminal lumbar interbody fusion；TLIF）やlateral access surgery［側方経路腰椎椎体間固定（lateral lumbar interbody fusion；LLIF），側方椎体置換術（lateral corpectomy）］などの椎体間固定と，PPSによる経皮的な多椎間固定を組み合わせることにより，変性すべり症や中等度の変性側弯症および後弯症に適応することができる[1]。

一方，非固定術としては，転移性脊椎腫瘍に対する姑息的手術（palliative surgery）や感染性脊椎炎（化膿性脊椎炎，結核性脊椎炎），骨脆弱性を伴わない椎体破裂骨折などに対するtemporary fixationなどがある[2]。Temporary fixationでは，骨癒合を認めた術後6カ月～1年で同一皮切から経皮的にインプラントを抜去することで，椎間可動性の温存が期待できる。

また，原則としてX線透視下の手技となるため，描出される椎弓根が不明瞭になるような高度な骨粗鬆症例では禁忌となる。

●麻酔
全身麻酔にて行う。

●体位
4点支持台やロール枕を使用して腹臥位をとる。X線透視装置を使用するため，事前に椎体の正確な正面および側面像が得られることを確認し，ベッドの高さや傾きなどを調整する。また，経皮的にS2 alar iliac（S2AI）[3,4]スクリューを挿入する場合には，骨盤高位の正面と側面に加え，inlet viewおよびtear drop viewの確認を術前に行う。

手術進行

1. 皮切
2. 胸腰椎PPS挿入
3. 骨盤部PPS挿入
4. ロッドベンディング
5. ロッド挿入とセットスクリュー設置
6. エクステンダーの取りはずしと閉創

● 術前準備

　術前X線画像やCTで，PPSのサイズや挿入点，およびロッドの形状や挿入方向を検討する。また，椎体や椎間関節，椎弓根の形状を把握し，椎体の回旋や骨硬化の有無なども確認する。

　また，MIS-long fixationの場合，単椎間固定とは異なり，経皮的にロッドを挿入するためには，スクリューヘッドの配列を術前に十分検討することが重要となる。その際，スクリューヘッドの位置がジグザグにならないように，直線上もしくは緩やかなカーブを描くよう設置する。また，多椎間の経皮的なロッド挿入のポイントとしては，スクリューヘッドを正面像で一直線上に配列することである。このことにより，ロッドのベンディングは側面像のカーブに合わせるだけとなり，比較的容易に挿入することが可能となる 図1 。

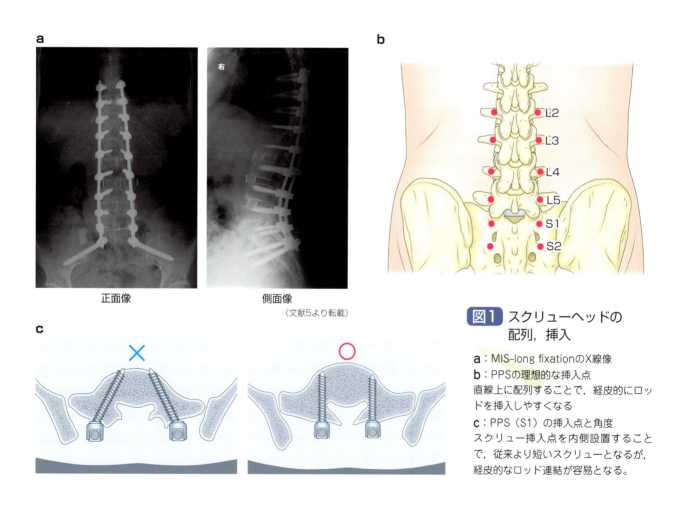

正面像　　　側面像
（文献5より転載）

図1 スクリューヘッドの配列，挿入

a：MIS-long fixationのX線像
b：PPSの理想的な挿入点
直線上に配列することで，経皮的にロッドを挿入しやすくなる
c：PPS（S1）の挿入点と角度
スクリュー挿入点を内側設置することで，従来より短いスクリューとなるが，経皮的なロッド連結が容易となる。

 Fast Check

❶近年，インプラントやデバイスの改良により，最小限の展開で胸椎から骨盤に至る広範囲に，インプラント設置を行えるようになった[6]。
❷直視下に行う従来法と異なり，経皮的なインプラントの設置であるMIS-long fixationでは，原則としてX線透視下の手技となる。そのため，X線透視像の三次元的な把握が重要となる。
❸スクリューとロッドの経皮的な締結には，PPSの挿入位置がポイントになる。

手術手技　L5転移性脊椎腫瘍に対するX線透視下のMIS-long fixation（L2-S2AI）

1　皮切

　原則として皮切は横切開を，筋膜には縦切開を用いている。利点として，横皮切のほうがスクリューを強斜位に振りやすくPPS挿入が容易であること，wrinkle lineに一致するため美容的に優れている点などが挙げられる。

　一方，MIS-long fixationの場合，長いロッドを挿入する際の操作性を考慮して，ロッド挿入部となるPPS挿入部は縦皮切を用いている。また，S2AIスクリューの皮切はスクリューの挿入方向を考慮して，斜皮切としている 図2a 。

　筋膜切開後に指を入れ，椎間関節と横突起を直接触知することで，PPSの挿入がより確実になる（フィンガーナビゲーション） 図2b 。

> **コツ&注意　NEXUS view**
> 肥満例など，皮膚とPPS挿入点の距離が大きくなる場合は，皮切もやや外側設置となる。

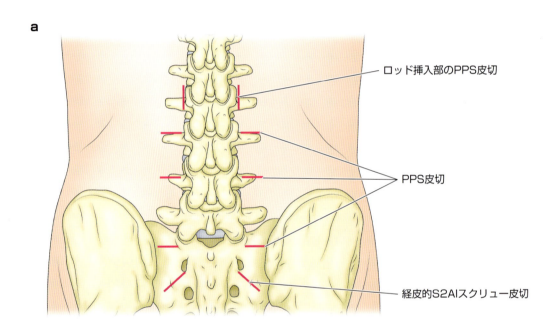

ロッド挿入部のPPS皮切

PPS皮切

経皮的S2AIスクリュー皮切

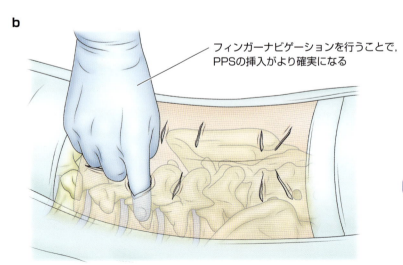

フィンガーナビゲーションを行うことで，PPSの挿入がより確実になる

図2　皮切
a：皮切
皮切の内縁を直線上にすることで，ロッド挿入が容易となる。
b：フィンガーナビゲーション

2　胸腰椎PPS挿入

　X線透視装置を用いて，PPSを挿入する椎体ごとに正確な椎体正面像でプローブの設置を行う 図3a 。椎間関節の外側で，X線透視上の椎弓根の外縁を挿入点とし，椎弓根内縁の手前までプローブを進める 図3b 。

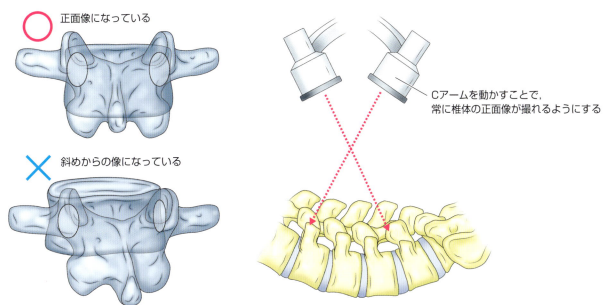

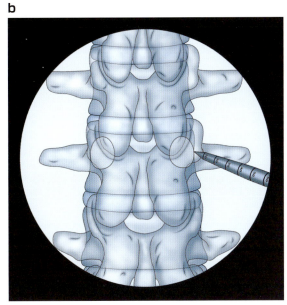
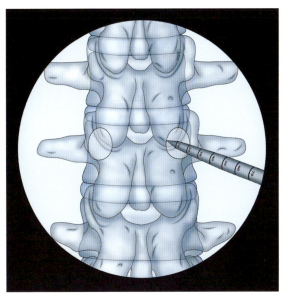

図3　胸腰椎PPS挿入①
a：椎体の正確な正面像
頭側終板が直線，椎弓根が左右対称，棘突起が中央。
b：X線透視正面像

次に側面像として，プローブが椎体に達していれば，椎弓根内を通過していることになる 図3c 。中位胸椎など椎弓根横径が小さい場合には，椎弓根外縁のさらに外側を挿入点としてpedicle-rib unitを利用する 図3d 。その後，側面像にて椎体内へプローブを進め，ガイド越しにタッピングを行い，PPSを挿入する。

> **コツ&注意　NEXUS view**
>
> タッピングやPPS挿入の際にガイド先が椎体前方穿破しないように，側方X線透視像に注意しながら，ガイドをしっかり把持する。

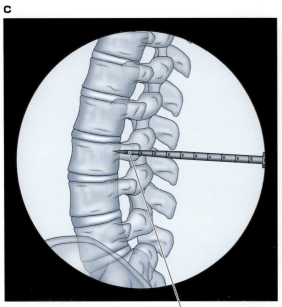
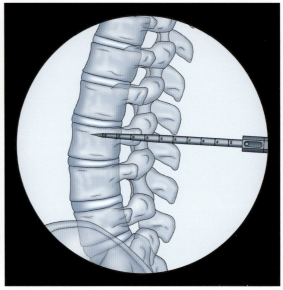

Cアームを側面像として，プローブが椎体に達していることを確認する

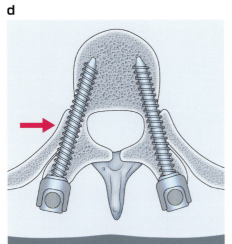

中位胸椎などの
椎弓根横径が小さい場合

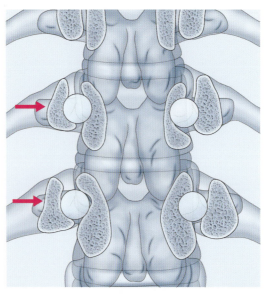

図3　胸腰椎PPS挿入②

c：X線透視側面像
d：pedicle-rib unit

従来のPPS挿入手技に習熟すれば，複数のプローブを同時進行で挿入し，X線透視を行うことで，被ばく量や手術時間の低減化とPPSの配列を意識できる。その際に，著者らはreuse typeでMIS-long fixationにも対応可能なPPS専用の中空プローブ「Jプローブ（田中医科器械製作所）」を新しく考案し使用している 図4 。

> **コツ&注意 NEXUS view**
> 透視は必要最低限でワンショット撮影として，さらにフットスイッチの位置を患者から遠ざけることで術者被ばく量の低減化を心がける。

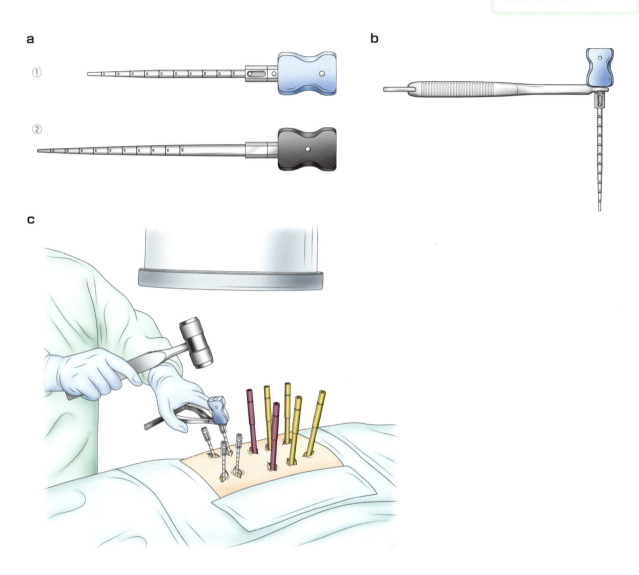

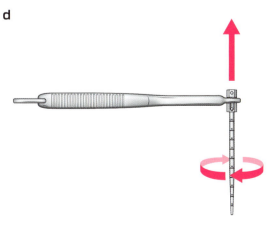

図4 Jプローブを用いたPPSの連続挿入

a：①Jプローブ（青），②骨盤用Jプローブ（黒）。X線透過性であるヘッド部分は小さいため，複数本挿入しても干渉しにくい。
b：挿入する際は，Jプローブの内筒を把持してハンマーを使用することで，放射線の直接照射を回避できる。
c：X線透視正面像を見ながら，複数本Jプローブ（4〜6本）を挿入し，椎弓根内縁手前まで進めてから側面像を確認する。これにより，透視装置を動かす回数を減らすことができる。
d：骨質がよい場合は，外筒を抜くのが困難となるが，Jプローブは円錐形状のため，回旋させることで容易に抜去することができる。

3 骨盤部PPS挿入

　骨盤まで固定する場合はS1にPPSを挿入し，必要に応じて経皮的にS2AIスクリューを挿入する。

　仙骨を挿入点として仙腸関節を貫き，腸骨に達するS2AIスクリューの挿入点は，透視正面像を用いて，第1・第2後仙骨孔の外側接線上の中間点であり，頭側のPPS挿入点と同一直線上となることを意識する 図5a 。挿入方向は，尾側に約20〜30°，外側に約40°傾け，透視側面像にて大坐骨切痕の頭側を通過し，下前腸骨棘をねらう 図5b 。

a

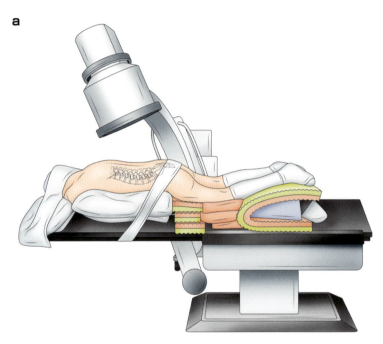

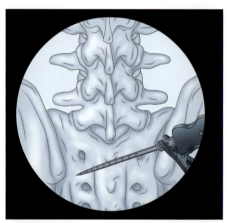

b

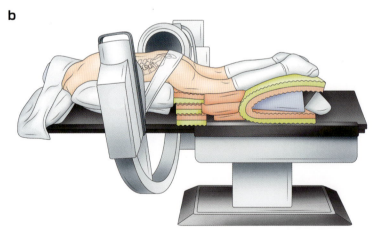

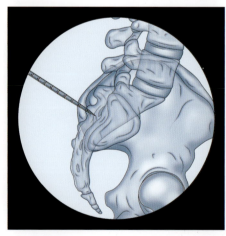

図5 経皮的S2AIスクリュー挿入①
a：透視正面像を用いてS2AIスクリューを挿入する。頭側のPPS挿入点と同一直線上となることを意識する。
b：スクリュー挿入方向は透視側面像を用いて確認する。

次に，骨盤inlet viewにてスクリューが腹側へ逸脱しないことを確認する 図5c 。また，X線透視で大坐骨切痕と腸骨の内・外壁がtear dropにみえる画像を得ることができれば，その内側より挿入し，tear dropの中心を目指す 図5d 。この手技により，長さ平均80〜90mm，直径8〜10mmのスクリューが使用可能となる 図5e 。

> **コツ&注意 NEXUS view**
> S2AIスクリューは，前後像で頭側のスクリューヘッドと直線上に並ぶため，コネクターを必要とせず，MIS-long fixationの尾側端のアンカーとして特に有用である。

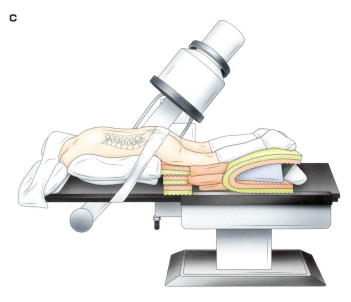
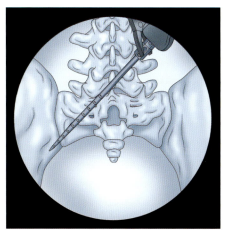
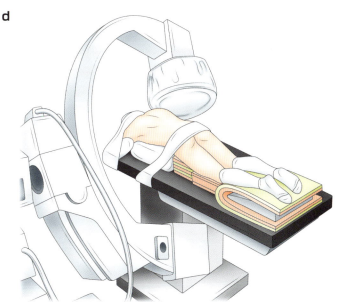
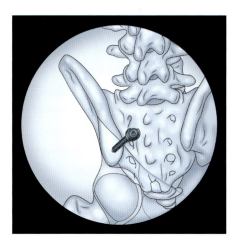
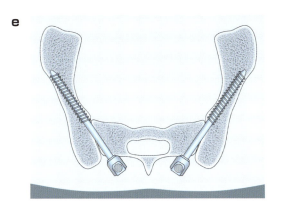

図5 経皮的S2AIスクリュー挿入②
c：骨盤inlet viewにてスクリューが腹側へ逸脱していないか確認する。
d：tear dropの中心をめざしS2AIスクリューを挿入する。
e：S2AIスクリューの軌道

4 ロッドベンディング

　すべてのエクステンションを平行にすることで，体外にてロッドの形状を再現できる。ロッドテンプレートなどでロッド長を計測し，おおよそのロッド形状を把握する。その後，透視像の正面と側面のスクリューヘッドの位置を確認しながらロッドベンディングを行う 図6 。

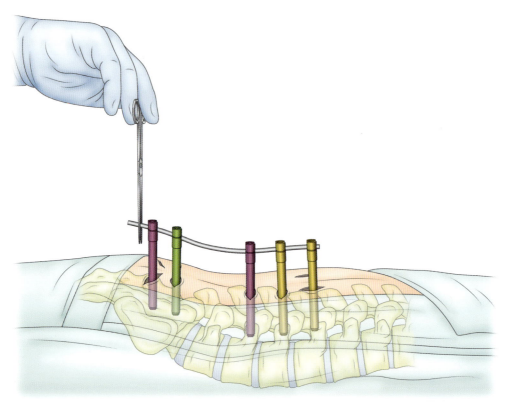

図6 ロッドベンディング

5 ロッド挿入とセットスクリュー設置

　縦皮切にしたエクステンションから，ベンディングしたロッドを挿入する。ロッド先端は，スクリューヘッド付近で筋膜の下を通過させる。各エクステンション越しにロッドが通過することを直視下に確認する。その際，固定範囲が直線や前弯であれば，ロッドを容易に挿入できる 図7a 。

　胸椎後弯部の場合は，後弯に合わせたロッドを固定端のエクステンションから，本来の向きを180°回転させた向きで経皮的に半分ほど挿入した後，体内でロッドを180°回転させるrod rotation techniqueを用いることで，最終的後弯に合わせてロッドを進めることができる 図7b 。

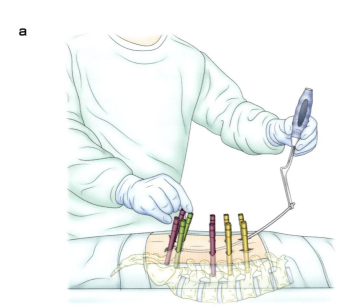

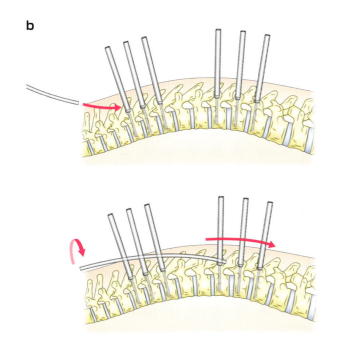

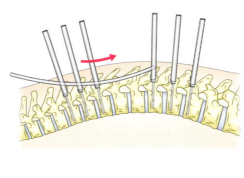

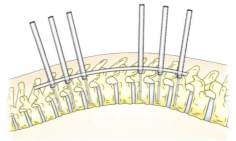

図7 ロッド挿入とセットスクリュー設置①
a：ベンディングしたロッドの挿入。
b：rod rotation technique。

一方，胸腰椎移行部を含むS字状カーブの場合，固定端からロッドを挿入することは困難なため，著者らは固定範囲の後弯の頂点からロッドをいったん尾側に向けて挿入した後，体内で頭側に向け移動させるswitchback techniqueを考案し連結している図7c。

> **コツ&注意　NEXUS view**
> ・背筋群が萎縮し皮下脂肪の厚い症例では，経皮的なロッド挿入の際に，ロッドが脂肪層を通過する可能性があり，注意を要する。
> ・除圧操作などが必要な場合は，両側ロッド設置後では開創器の設置が困難となるため，不安定性に応じて片側ロッド設置もしくは，ロッド設置前に除圧操作を行う。

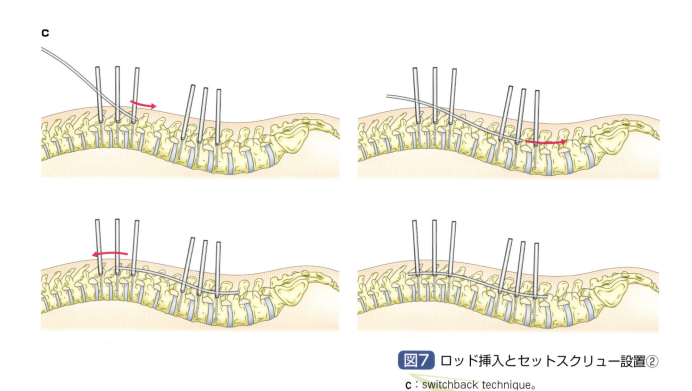

図7　ロッド挿入とセットスクリュー設置②
c：switchback technique。

6 エクステンダーの取りはずしと閉創

筋膜を1〜2針縫合し，皮下縫合を行う。著者らはDERMABOND PRINEO®（Johnson & Johnson社）を使用している。

> **コツ&注意 NEXUS view**
> エクステンションをはずした後に，皮切から指を入れてロッドが筋膜下を通過しているかを確認する 図8，図9。

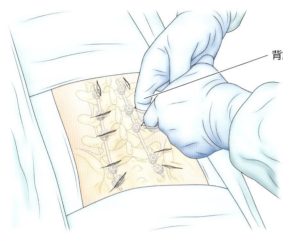

図8 フィンガーナビゲーションによる筋膜の確認

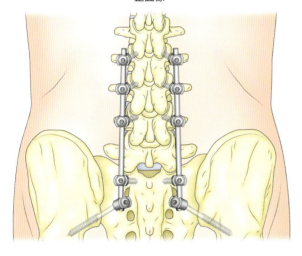 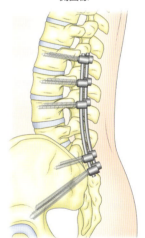

図9 ロッド挿入完了

文献

1) 篠原　光, 小林俊介, 曽雌　茂. 脊椎感染, 腫瘍, 骨折に対するXLIF®およびXLIF® corpectomyの応用. MISt手技における経皮的椎弓根スクリュー法－基礎と臨床応用. 日本MISt研究会監, 星野雅洋, ほか編. 東京：三輪書店；2015. p63-8.
2) Shinohara A, Ueno Y, Marumo K. Weekly teriparatide therapy rapidly accelerates bone healing in pyogenic spondylitis with severe osteoporosis. Asian Spine J 2014；8：498-501.
3) Kebaish KM. Sacropelvic fixation：techniques and complications. Spine（Phila Pa 1976）2010；35：2245-51.
4) O'Brien JR, Matteini L, Yu WD, et al. Feasibility of minimally invasive sacropelvic fixation：percutaneous S2 alar iliac fixation. Spine（Phila Pa 1976）2010；35：460-4.
5) 篠原　光. PPS systemを用いたMIS-Long Fixation technique. 整形外科サージカルテクニック 2014年4号, 大阪：メディカ出版；2014. p493.
6) 篠原　光, 曽雌　茂. 経皮的椎弓根スクリューシステムを使用した最小侵襲後方多椎間固定－MIS-long fixation technique. 脊椎脊髄ジャーナル 2014；27：81-9.

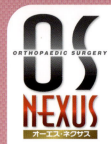

I. 低侵襲を支える匠のワザ

PPS：側臥位での挿入法

社会医療法人祐生会みどりヶ丘病院脊椎脊髄外科センター　**成田　渉**
社会医療法人祐生会みどりヶ丘病院脊椎脊髄外科センター　**長谷　斉**
京都府立医科大学大学院医学研究科運動器機能再生外科学（整形外科）　**高取　良太**

Introduction

　腰椎すべり症，腰椎変性側弯症などに対する低侵襲の整復矯正固定法として，側臥位での側方椎体間固定術（lateral interbody fusion；LIF）と，腹臥位での経皮的椎弓根スクリュー（percutaneous pedicle screw；PPS）を用いた後方固定術を組み合わせた術式が行われている[1]。本法において側臥位のままで後方からPPSを安全に挿入することができれば，さらに有用な術式となる。このような視点から，著者らは適応を選び，胸腰椎後方固定術として側臥位でのPPSを施行している。
　本項では具体的な症例を提示し，本法の手術手技を中心に紹介する。

術前情報

●適応と禁忌
　適応は一般的な腹臥位でのPPSと同一であり，LIFなどの側方アプローチ後の後方固定に有用である[2]。さらに，脊椎骨粗鬆症性多発骨折などにより後弯変形が強く腹臥位が困難な症例や，びまん性特発性骨増殖症（diffuse idiopathic skeletal hyperostosis；DISH）に伴う骨折など，腹臥位により脊椎アライメントの悪化が予測される症例によい適応がある。禁忌はないが，変性側弯で椎体が高度に回旋している場合には，PPSの挿入の際に手術台が手術手技操作に干渉する可能性がある。

●麻酔，体位
　全身麻酔で側臥位の体位をとる。脊髄モニタリングを使用する場合には，ガス麻酔より静脈麻酔が望ましい。麻酔科医の立場からは腹臥位手術よりも側臥位手術のほうがリスクが少ない[3]。

●術前準備
　術前画像評価では通常のPPS挿入と同様に，CT像を用いて椎弓根の径や角度を計測して術前計画を立てる。

手術進行

1	手術体位
2	Cアームの設置
3	皮切
4	挿入点の決定
5	プローブの挿入
6	ガイドワイヤーの刺入
7	タッピング
8	PPSの挿入
9	ロッド挿入
10	最終締結
11	タブまたはエクステンダーの取りはずしと縫合

コツ&注意　NEXUS view
　ナビゲーションシステムを含めたほとんどの脊椎用手術器械は，側臥位での使用は考慮されていない。術前に側臥位挿入としての器械を十分に確認することが重要である。著者らは手術台と手術器械の干渉を防ぐために，手術台とX線透視の関係をシミュレーションするなど術前計画を行っている。

❶ PPS挿入手技についてはワークショップなどを活用して習熟し，術前計画を綿密に行うことが重要である。
❷ 脊椎のアライメントとCアーム・手術台の位置関係により正確な正面・側面像が得られない場合や，十分なワーキングスペースがとれないので，清潔操作に移る前にイメージの十分なチェックが重要である。

手術手技　X線透視を使用したPPS挿入法

1 手術体位

　LIFに準じた手術室の配置とする 図1 。X線透過性のカーボンフレーム手術台の使用が望ましいが，必須ではない。

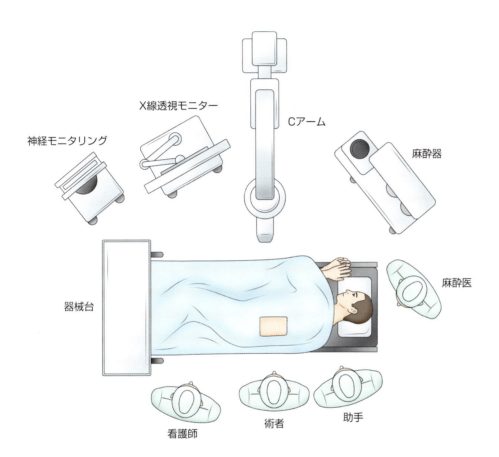

図1　手術室の配置

体位の固定には体側板や固定テープなどを用いる 図2a 。床側のワーキングスペースを確保するため，わずかに腹側に身体を手術台に対して傾斜させた状態で仮固定する 図2b 。手術台を傾けて体位が完全な側臥位になるようにしてから，強固に固定を行う。椎体の前弯および後弯に合わせて十分にCアームが移動できることを確認する。手術台の制限により完全な正面像および側面像が得られない場合やX線透視像が金属フレームに遮蔽される場合には，傾斜や体位の固定位置を変更する 図2c 。

> **コツ&注意　NEXUS view**
>
> 体を手術台に対して傾斜させて側臥位にするため，体側板の位置に注意し，術中にずれないように固定テープなどを有効に用いて体を手術台に強固に固定する。また術中に固定が緩むことがあるので，頻回に体位を確認する。

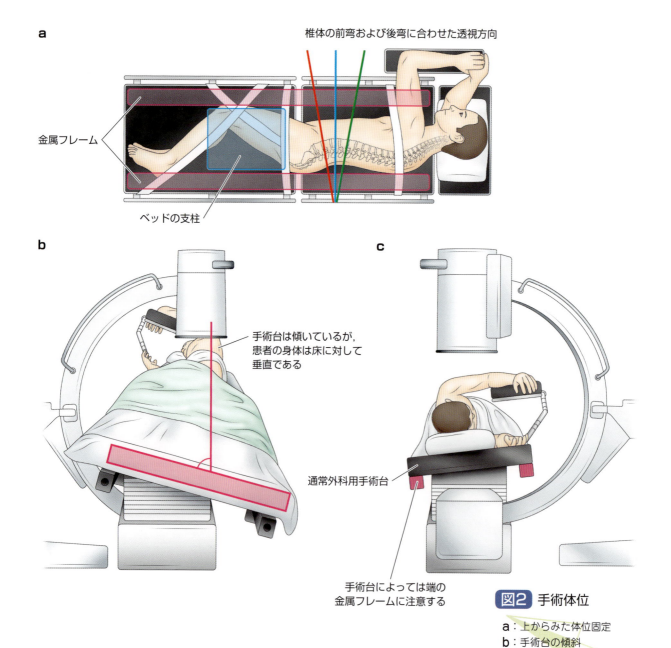

図2　手術体位
a：上からみた体位固定
b：手術台の傾斜
c：手術台とCアームの干渉

2 Cアームの設置

　Cアームは術者の対側から入れ右利きの術者は患者の尾側に立ち，術中透視を患者の頭側から入れると操作しやすい．LIF後の後方固定術の際には，LIF終了時における手術台の高さではCアームの回転時に術野が不潔になりやすいため，側臥位PPS挿入に移行する際に手術台を十分な高さまで上昇させることが望ましい．腹臥位でのPPS挿入と同様にマーキングや椎体上縁の方向を考慮しながら，X線透視では当該椎体の完全正面像が得られることを確認し，棘突起や横突起の位置を確認する 図3 。

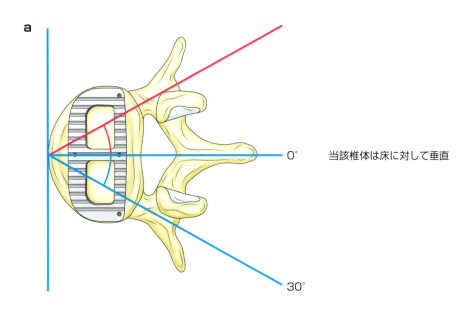

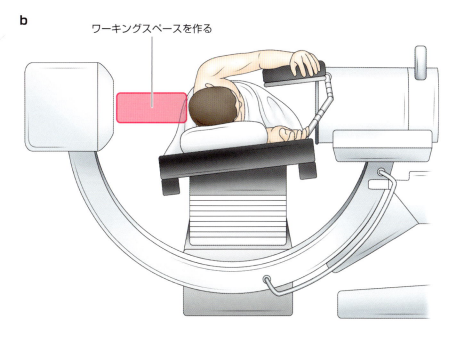

図3 Cアームの設置
a：透視方向，角度
b：正面X線透視

Cアームによる正面X線透視の際に術野を清潔に保つために，ドレーピングの工夫をしている[4] 図4 。

> **コツ&注意　NEXUS view**
> ・X線透視正面像での椎弓根陰影の描出が重要であり，側臥位では手術台や脊椎フレームなどの遮蔽物がなく観察しやすいという利点がある。しかしCアームの可動域によりpedicle axis viewが描出困難な場合がある。
> ・脊柱の前弯および後弯に合わせてCアームを移動する必要があるが，手術台とCアームとの干渉がないか術前に十分チェックする。X線透視モニターを術者のみやすい位置に設置する。

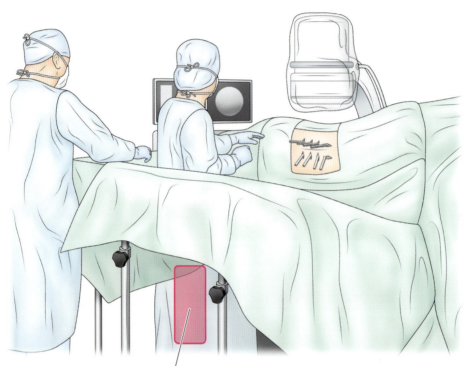

ドレープをあらかじめ持ち上げ，Cアームの入るスペースを確保する

図4　ドレーピングの工夫

3 皮切

ドレーピングの前にマーキングを行う 図5。執刀直前にマーキングを施行するが，LIFによる変形矯正を行った場合，マーキングと実際の挿入点はずれる可能性があるため，LIF後に再度X線透視像で確認する。1椎間は頭尾側方向の皮切，2椎間以上は腰椎のアライメントにより皮切の方向を決定している。ロッドを挿入する部位では頭尾側方向に皮切を行うと，ロッドの挿入をしやすい[5]。

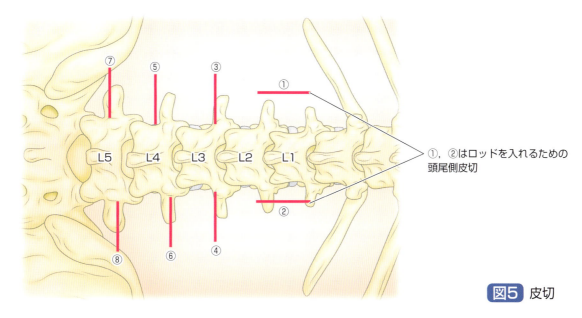

図5 皮切

4 挿入点の決定

慣れない間は皮切をやや大きくして指を入れ，椎間関節の外縁と横突起を触れることにより挿入ポイントを探っておく（フィンガーナビゲーション）。

> **コツ&注意 NEXUS view**
>
> 側臥位では皮膚に皺が入りやすく，また重力で筋肉および脂肪組織が移動することにより左右非対称になりやすい。天井側の皮膚や筋膜の緊張が高いことを考慮し，天井側の皮切をやや外側にすると操作しやすい。また，片方のプローブやエクステンダーの挿入時に皮膚が牽引されるため，著者らは天井側プローブもしくはスクリューを挿入した状態で反対側の皮切を入れている 図6 。

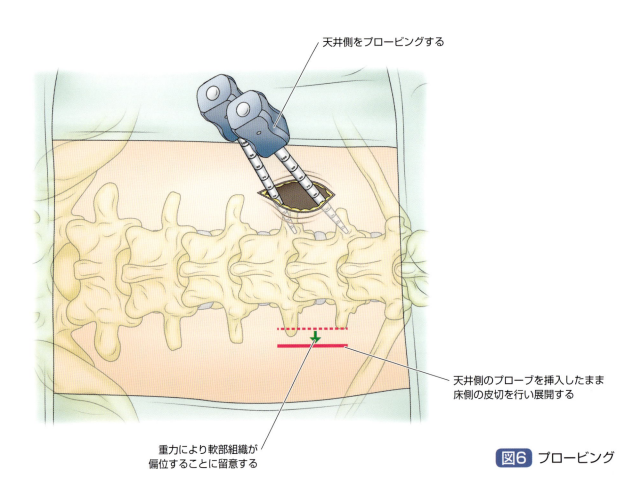

天井側をプロービングする

天井側のプローブを挿入したまま床側の皮切を行い展開する

重力により軟部組織が偏位することに留意する

図6 プロービング

5　プローブの挿入

　挿入点が決定したらプローブを少し挿入し，X線透視像を確認する。X線透視正面像でプローブが椎弓根の内縁に至る前に側面像を確認する 図7 。腹臥位と比較して左右対称性を把握しにくいため，プローブの挿入角度に関して注意を要する。

> **コツ&注意　NEXUS view**
>
> Jamshidi™骨髄生検針（日本ベクトン・ディッキンソン社）を用いてもよいが，著者らはよりコンパクトで扱いやすいJプローブ（田中医科器械製作所）を使用している。また著者らはJプローブにスマートフォンを連結し，三次元で角度計測可能なアプリケーションを角度把握の指標に用いている 図8 [6)]。

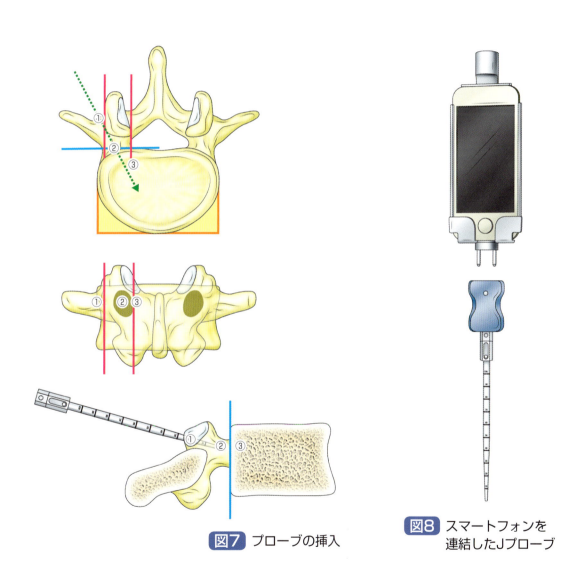

図7　プローブの挿入

図8　スマートフォンを連結したJプローブ

6 ガイドワイヤーの刺入

プローブの内套を抜き，ガイドワイヤーを刺入する。床側のスクリュー挿入時に手術器械に付属する部品が落下することがある。特にガイドワイヤーは重力により抜けやすい。先端がより線となっているS-wire（田中医科器械製作所）は安全性が高く，脱落防止に有用である[7]。

7 タッピング

タップが必要な場合にはガイドワイヤーを十分に保持してタップを切る。骨硬化の強い症例では注意を要する。

> **トラブル　NEXUS view**
> **ガイドワイヤーが抜けない！**
> プローブ→タップ→スクリュー挿入の手順で器具を保持する角度がずれると，器具の先端にワイヤーが噛み込み，無理な操作でワイヤーが椎体内で切断される場合がある。スムースに抜ける位置まで器具を戻し，慎重に抜去する。

8 PPSの挿入

あらかじめ術前にCT画像で計測し，スクリューの長さと径を決定しておく。椎弓根が硬化している場合には，細い径からタップを行う。下位腰椎ほど椎弓根の内側への傾斜角が大きくなるため，床側スクリューの挿入の際に手術台と手術器械の干渉が生じやすいため注意が必要である。

9 ロッドの挿入

ロッド長を決定し，適切にベンディングする。ロッド位置をイメージで確認しながらセットスクリューを仮固定する。ロッドによる筋膜嵌頓には特に注意する　図9 。

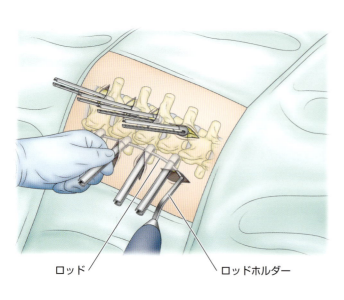
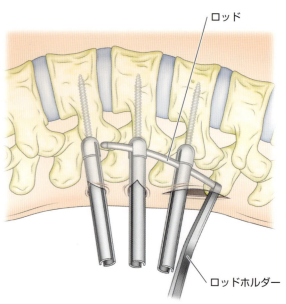

図9　ロッドの挿入

10 最終締結

必要に応じてスクリュー間に圧迫をかける。最終トルクを専用ドライバーで規定トルクまで確実にかける。

> **コツ&注意 NEXUS view**
>
> 機種にもよるが，椎間圧迫および最終締結に用いる器械は長く大きいことが多い。術前に手術器械の操作を行うためのワーキングスペースが十分であるか検討することが必要である。

11 タブまたはエクステンダーの取りはずしと縫合

X線透視像で問題なくスクリューとロッドが設置されていることを確認したら，タブまたはエクステンダーの取りはずしを行う。タブで型は途中でタブが折れていないか確認する。著者らは縫合時に手術台の傾きと高さを調整し，創部をよく観察しながら椅子に座って縫合している 図10 。通常ドレーンは留置していない。

> **コツ&注意 NEXUS view**
>
> 手がCアームのX線照射野に入り込まないように注意する[8]。機種にもよるが，パルスモードの活用は被ばく線量低減に効果的である。著者らは1枚/秒のパルスモードを常用している。また多くのCアームには照射野を絞る機能が搭載されており，上手く活用すれば手の被ばく防止に非常に効果的なだけではなく，散乱線の抑制による椎弓根の明確な描写に有用である。

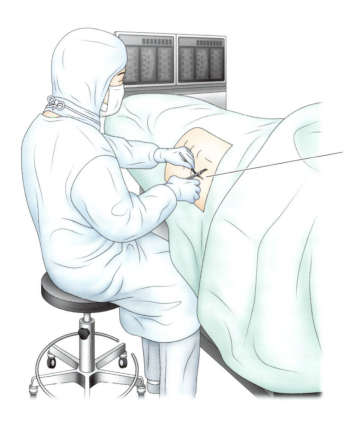

縫合時に手術台の前方への傾きと高さを調整し，創部をよく観察しながら椅子に座って縫合している

図10 縫合

典型的な2症例を以下に記す 図11, 図12。

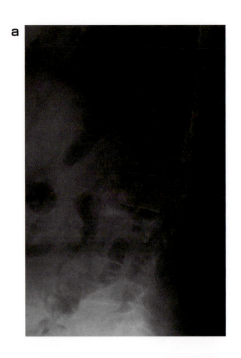
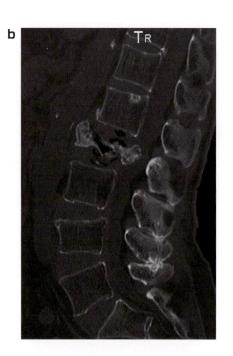
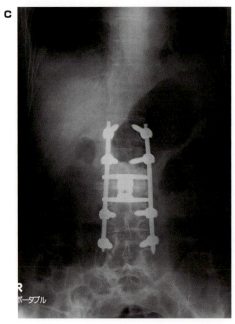
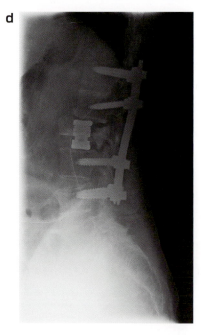

図11 症例1

76歳，女性。第2腰椎椎体骨折後偽関節により，腰痛および両下肢不全麻痺を呈した。
圧潰したL2椎体をexpandable cageで置換した。頭・尾側2椎体ずつにPPSを挿入し固定した。
a：術前単純X線側面像
b：術前単純CT画像
c：術後単純X線正面像
d：術後側面像

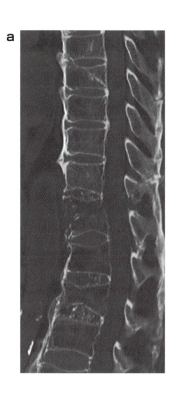 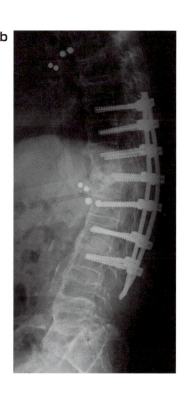

図12 症例2

82歳,男性。びまん性特発性骨増殖症(DISH)を合併した第12胸椎のreverse chance骨折を認める。
a:術前単純CT画像
b:術後。骨折部の生理的アライメントを維持した固定が可能であった。

文献

1) Narita W, Takatori R, Arai Y, et al. Prevention of neurological complications using a neural monitoring system with a finger electrode in the extreme lateral interbody fusion approach. Journal of Neurosurgery：Spine 2016；25：456-463.
2) 佐藤公治. 経皮的椎弓根スクリュー(PPS)法の意義・目的. MISt手技における経皮的椎弓根スクリュー法－基礎と臨床応用. 星野雅洋, ほか編. 日本MISt研究会監.東京：三輪書店；2015. p1-10.
3) Lee TC, Yang LC, Chen HJ. Effect of patient position and hypotensive anesthesia on inferior vena caval pressure. Spine (Phila Pa 1976) 1998；23：941-7.
4) 生熊久敬, 高畑智宏, 上甲良二. 側臥位による経皮的椎弓根スクリュー挿入の経験 -前後合併手術のために-. J.Spine Res 2017; 8: 39-43.
5) 篠原 光. PPS systemを用いたMIS-Long Fixation technique. 整外Surg Tech 2014；4：492-6.
6) 成田 渉, 高取良太, 小倉 卓. スマートフォンを用いた側臥位での経皮的椎弓根スクリュー挿入法の工夫 -XLIF施行症例での検討. J.Spine Res 2015; 6: S453.
7) Ishii K, Kaneko Y, Funao H, et al. A Novel Percutaneous Guide Wire (S-Wire) for Percutaneous Pedicle Screw Insertion：Its Development, Efficacy, and Safety. Surg innov 2015；22：469-73.
8) Funao H, Ishii K, Momoshima S, et al. Surgeons' exposure to radiation in single- and multi-level minimally invasive transforaminal lumbar interbody fusion；a prospective study. PLoS One 2014；9：e95233.

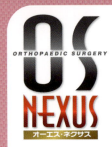

I. 低侵襲を支える匠のワザ

PPS：腰椎分離症修復術
Smiley Face Rod Method

徳島大学大学院医歯薬学研究部運動機能外科学　山下　一太
徳島大学大学院医歯薬学研究部運動機能外科学　西良　浩一

Introduction

術前情報

●適応と禁忌

分離部由来の腰痛と診断され，保存療法が無効であった終末期分離症を対象とする。診断は分離偽関節部への局所麻酔薬注入による腰痛の消失で確定する。分離偽関節部での骨棘（ragged edge）で神経根症状を呈する場合も対象となる[1]。基本的に分離すべり症には適応はないが，Meyerding分類Grade Ⅰ程度までであれば，すべりの整復が可能な症例もある。

●麻酔

全身麻酔下に行う。

●体位

X線透過性の4点支持台上に腹臥位とする。中間位（neutral position）とし，生理的前弯が保持できるようにする。X線透視を使用するため，正確な正面像と側面像を得られるようにセッティングする。

手術進行

1. 皮切・展開
2. 分離部郭清・神経根除圧
3. 採骨
4. PPS挿入
5. ロッド設置
6. 分離部骨移植，閉創，術後X線撮影

❶分離椎弓の上位の下関節突起の一部を骨切除することにより，分離部の十分な郭清のためのワーキングスペースが得られる。
❷ロッドは左右均等に十分にベンディングさせ，棘突起直下に設置することで固定強度を向上させることができる。

手技手技

1 皮切・展開

最も多い，L5が分離椎弓である場合を想定して解説する。L4棘突起上縁からL5棘突起下縁にかけて約4～5cmの正中縦切開で進入する 図1a 。分離部の郭清ができる程度に，L5椎弓とL4椎弓下関節突起部を最小限展開する 図1b 。展開には深部に到達できるゲルピー開創器が有効である。

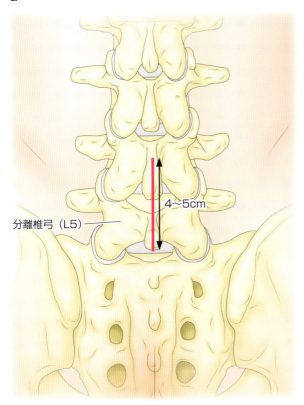
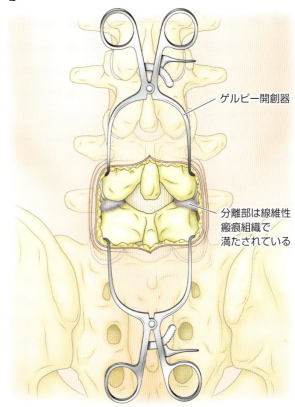

図1 皮切，展開
a：正中皮切。
b：展開，椎弓露出。

2 分離部郭清，神経根除圧

L4下関節突起の一部を骨切除することにより，分離部の十分な郭清のための視野確保が可能となる 図2a 。分離部は偽関節状態であり，線維性瘢痕組織で満たされているため，まずこれをヘルニア鉗子やケリソンパンチで除去する[2]。続いて偽関節部の骨性組織を掘削し，骨移植母床を作製する。その際になるべく骨ノミやケリソンパンチで骨切除できれば，採取した骨は移植骨として使用可能である。特にragged edgeや椎間板による神経根圧迫があり下肢症状を呈する場合は，罹患神経根の椎間孔を拡大するために，十分な分離部郭清が必要となる[3]。L5上関節突起やL5横突起基部をdécorticationして骨移植の母床とする 図2b 。

> **コツ&注意 NEXUS view**
> - 本手術の最大の目的は分離部の骨癒合であるため，掘削し過ぎて骨性ギャップが大きくなってしまわないように気を付けながらdécorticationする必要がある。
> - ragged edgeを除去することによる神経組織の圧迫解除と，分離部の海綿骨からの出血の確認が，分離部郭清完了の目安となる。

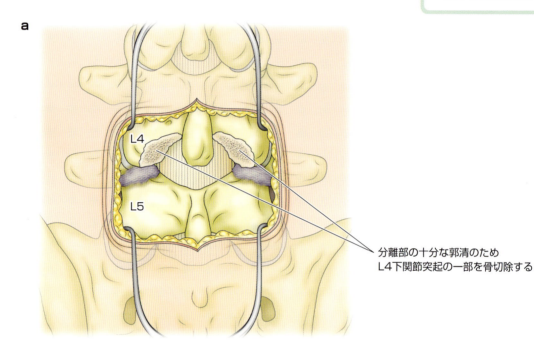

分離部の十分な郭清のため
L4下関節突起の一部を骨切除する

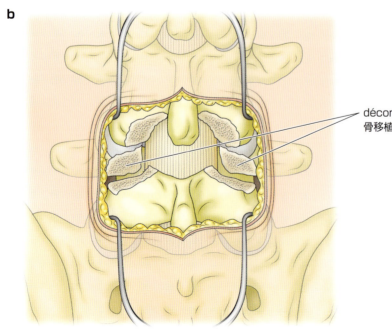

décorticationして
骨移植母床を作製する

図2 分離部郭清，神経根除圧
a：L4下関節突起の骨切除。
b：骨移植母床の作成

3 採骨

　分離部および下関節突起部分切除により採取した自家骨だけでは不十分なときには，腸骨より採骨する．後述する経皮的椎弓根スクリュー（percutaneous pedicle screw：PPS）挿入用の小創を左右に作製し，その創からトレフィン採骨セットを挿入して腸骨より採骨を行う 図3 。

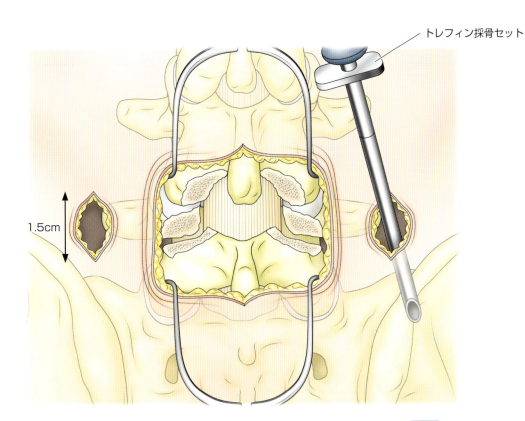

図3 PPS挿入創作製，採骨

4 PPS挿入

　本項ではILLICO®-MIS Posterior Fixation System（Alphatec Spine社）を用いて詳述するが，他の最小侵襲手術（MIS）用のインプラントでも代用可能である。左右の至適挿入部へ透視下にガイドワイヤーを挿入し，タッピング後，PPSを挿入する 図4 。

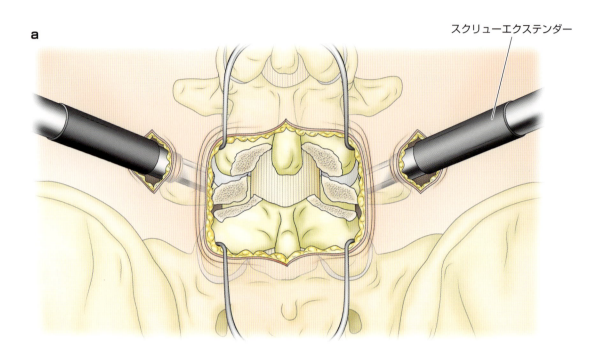

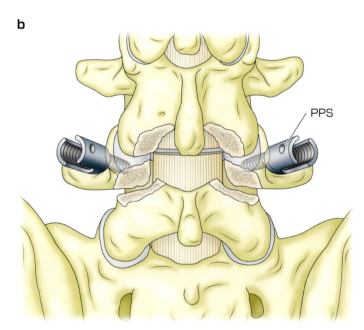

図4 PPS挿入

5 ロッド設置

通常100mmのロッドを使用する．スクリューエクステンダー，リデューサー，ロッドプッシャーを使用する．ベンダーを用いてロッドを左右均等に「U」の字にベンディングし，ロッドホルダーで保持した状態で正中の創より挿入する．スクリューヘッド内にロッドが左右均等に設置されていることを直視下，ならびに透視下に確認する．続いてスクリューエクステンダー越しにリデューサーを時計回りに挿入していくことで，ロッドをスクリューヘッドに落とし込むことができる 図5a．また，ロッドをロッドプッシャーで左右均等に軽く叩き込みながら棘突起直下に設置する 図5b．この2つの操作を同時進行させることで，分離部を圧着させることができる[4]．

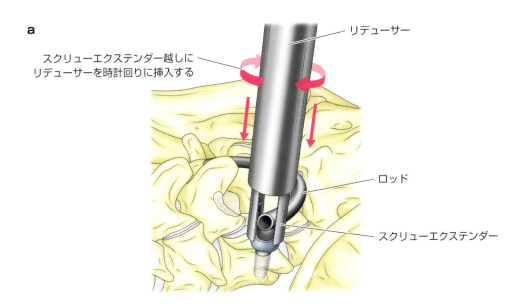

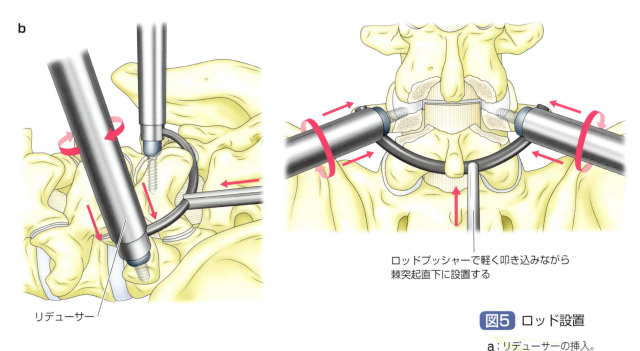

図5 ロッド設置
a：リデューサーの挿入．
b：ロッドの設置．

Meyerding分類Grade I程度の軽度のすべりを合併している場合も，リダクションツールをもつインプラントであれば，整復可能な症例もある[4] 図6 。

> **コツ&注意　NEXUS view**
> ・ロッドを十分に曲げるために，通常のロッドベンダーだけではなく，マニュアルベンダーも用いてベンディングする。
> ・PPS挿入用の小創から直視下に覗きこみながらロッド先端の位置を調整することで，適切な位置に設置することができる。
> ・ロッドを棘突起直下に設置することで，ロッドが棘突起基部から椎弓にかけて面で圧着し，固定強度を向上させることができる。

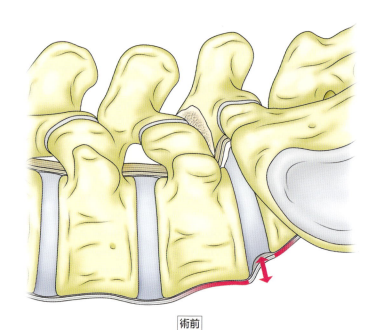

術前

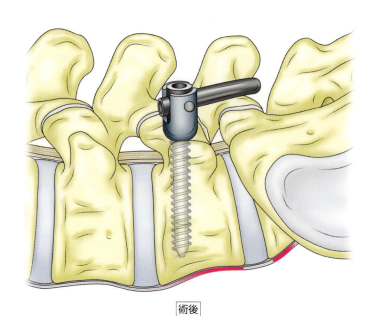

術後

図6 分離部修復の術前後（すべり矯正例）

PPS：腰椎分離症修復術

6 分離部骨移植，閉創，術後X線撮影

最後に採取した自家骨を，郭清した分離部に骨移植する 図7 。ドレーンを挿入し，層々縫合する。術後X線2方向撮影をして終了する 図8 。

> **コツ&注意 NEXUS view**
> 確実な骨癒合のため，骨性ギャップの部分に神経ベラなどを用いてしっかりと骨充填したうえで，表層にもonlay（上のせ）で骨移植する。

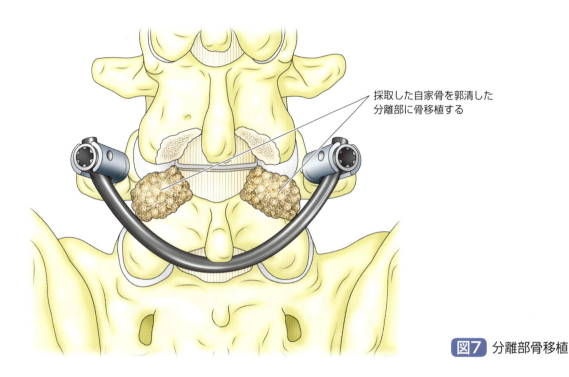

採取した自家骨を郭清した分離部に骨移植する

図7 分離部骨移植

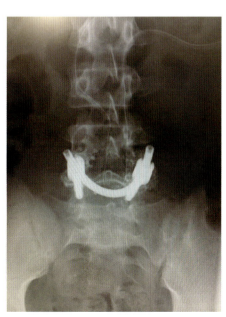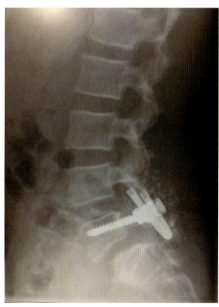

図8 術後X線像

45

文献
1) Gillet P, Petit M. Direct repair of spondylolysis, without spondylolisthesis using a rod-screw construct and bone grafting of the pars defect. Spine (Phila Pa 1976) 1999 ; 24 : 1252-6.
2) Kakiuchi M. Repair of the defect in spondylolysis. Durable fixation with pedicle screws and laminar hooks. J Bone Joint Surg Am 1997 ; 79 : 818-25.
3) Sairyo K, Sakai T, Yasui N. Minimally invasive technique for direct repair of pars interarticularis defects in adults using a percutaneous pedicle screw and hook-rod system. J Neurosurg Spine 2009 ; 10 : 492-5.
4) Yamashita K, Higashino K, Sairyo K. The reduction and direct repair of isthmic spondylolisthesis using the smiley face rod method in adolescent athlete : Technical note. J Med Invest ; In press.

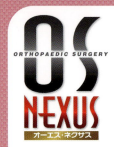

I. 低侵襲を支える匠のワザ
CBT：仙骨を含む多椎間固定

自衛隊中央病院整形外科　松川啓太朗

Introduction

術前情報

●適応と禁忌

　脊柱固定術を要する全般の症例に対してcortical bone trajectory（CBT）法は適応可能である．ただし，適応注意症例として，脊椎分離症，脊柱変形が挙げられる．

　脊椎分離症については，CBTの固定主座である関節突起間部が，ちょうど分離部に相当するために，皮質骨との接触が限定されてしまい良好な固定性を期待できない．同様に，広範な骨性除圧に伴って関節突起間部を損なった症例への適応にも注意を要する．

　脊柱変形のうち，椎体の回旋矯正を要する症例への適応には，限界がある．CBTは正中からのレバーアームが短く，スクリュー長が短いために，効果的な回旋変形矯正を期待できないためである．脊柱変形のなかでも，脊柱後弯症に対しては適応可能である．近年台頭しているlateral interbody fusion（LIF）手技と併用し，かつ，Ponte骨切り術などの椎間関節の処置を追加することで，良好な後弯矯正操作が可能となる．CBT法の適応高位は解剖学的な背景を踏まえ，上位はおおむねT9までとしている．

●麻酔

　全身麻酔で行う．

●体位

　腹臥位で，X線透過性の4点架台を使用し，術中透視（正面像と側面像）が得られることを確認する．十分に腹圧が除かれるよう留意し，術中出血の軽減に努める．

●術前準備

　従来軌道によるスクリューの挿入法同様に，椎弓根径を確認する．おおむね，仙椎に対しては6.5〜7.5mm径，中下位腰椎は5.5mm径，上位腰椎は4.5〜5.5mm径，下位胸椎は5.5mm径のスクリューを挿入することが多い．また，椎体高位ごとにCBTスクリューの挿入点が，関節突起間部のどの辺りに位置するか確認しておくと，術中の挿入点決定の参考になる[1]．仙椎についてはpenetrating S1 endplate screw（PES）法を導入しているが[2]，仙椎の形態の個体差が大きく，術前にスクリュー挿入計画を行っておくことが望ましい．

手術進行

1. 皮切・展開
2. 挿入点の決定
3. 骨孔の作製
4. 除圧・椎体間操作
5. タッピング
6. スクリューの挿入
7. ロッド，トランスバースコネクターの設置

●PES法について

　仙椎のなかで最も骨密度の高い仙椎体部の外側部分をターゲットとし，仙椎終板をbicorticalに穿破することにより強固な固定性を発揮する[3]。同時にスクリュー先端が椎間板腔の外側部分に位置するため，骨盤内の神経血管損傷が最大限に予防され，さらには椎体間ケージの挿入と干渉する心配もない。仙椎までの固定を要するほぼすべての症例がPES法の適応となり，CBTスクリューとの連結が容易である図1[4]。必要に応じ，S2 alar screwやS2 alar-iliac screw（S2AIスクリュー）との連結や，オフセットコネクターを用いた腸骨スクリューとの連結が可能である。

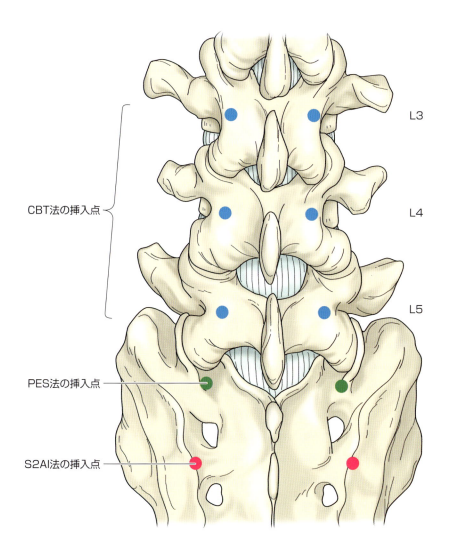

図1　CBT法とPES法の挿入点の位置

挿入点の位置は，L5下関節突起先端より3mm尾側のラインと，S1上関節突起中心のラインの交点を目安とする 図2 。挿入方向は，腰椎CBTと異なり外側角は0°とし，椎体矢状面に平行に，側面像で仙椎終板の中点の位置に向かう軌道とする。

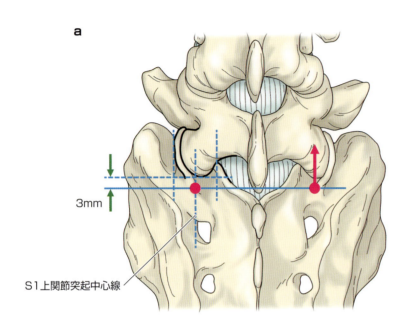

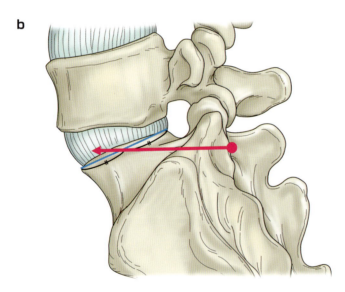

図2 PES法の挿入点と挿入方向

❶CBT法は，低侵襲性の観点から，その適応として下位腰椎のshort fusionが推奨されることが多いが，固定椎間数にかかわらず適応可能である。皮質骨部との最大限の接触により得られる固定性は，特に骨粗鬆症症例において有用である。また，最小限の筋の展開によりスクリューの挿入が可能であり，隣接する椎間関節や腰神経後枝内側枝の医原性損傷を回避できる点は，長期的には脊椎固定術の宿命ともいえる隣接椎間関節障害の軽減に寄与すると期待されている。
❷PES法は，CBT法と三次元的なスクリューの配列が適合しつつ，かつスクリュー先端が仙椎終板を貫くことによる固定性と，確実な安全性を期する挿入法である[2]。

手術手技　L3-S CBT固定術に準じて（仙椎スクリュー挿入法を中心に。CBT法の挿入法についてはOS NEXUS No.6を参照）

1 皮切・展開

正中切開にて進入し，傍脊柱筋を剥離する．PES法の挿入点は，従来法に比べ内側にあるために，L5/S1椎間関節外縁を越えた展開は不要である 図3a 。また，従来法の挿入方向が内側に向かうのに対して，PES法は矢状面に平行に向かうために，外側への筋の展開は不要である 図3b 。尾側の展開は下関節突起の関節窩部が十分に露出するまで行い，S1神経孔を露出する必要はない．

> **コツ&注意　NEXUS view**
> 腰仙椎移行部は前弯が強く深いために，術野の展開に難渋することが多いが，筋の展開を低減化できるのはPES法の大きな利点である．

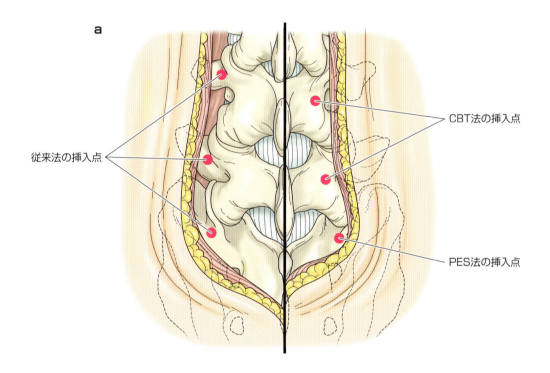

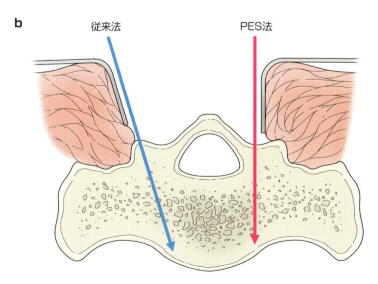

図3 従来法とCBT法・PES法の比較
a：挿入点
b：挿入方向

2 挿入点の決定

前述の位置を目安とする 図4a 。L5/S1椎間関節の変性の程度にもよるが，同部位は下関節突起窩部尾側の丘状の高まりに一致する。挿入点の内・外側の位置は，除圧操作後であれば，脊柱管側からS1椎弓根内縁を触れることにより推定可能であるが，術中透視下の決定がより確実である。Cアームは，正面像で仙椎の終板に対して平行になるように設置する 図4b 。S1椎弓根の内縁がはっきりと描出され，その内縁のラインとL5椎体外縁のラインの中点を目安としている 図4c 。

> **コツ&注意 NEXUS view**
>
> 挿入点の決定に際して，parsの外縁を解剖学的指標とするCBT法に比べて，PES法はメルクマールが少ない。適切な透視像が得られにくいこともあり，術中にS1椎弓根の位置を確認して指標とすることが望ましい。

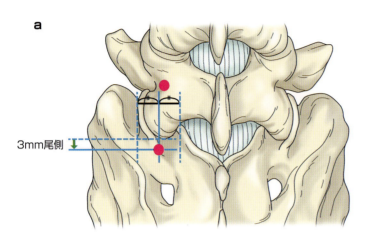

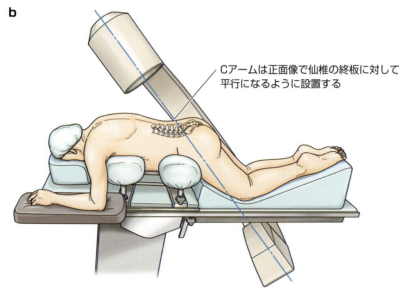

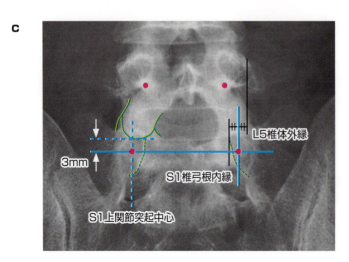

図4 挿入点の位置の決定
a：術野
b：術中透視の設置
c：透視像

3 骨孔の作製

　3mm径のエアドリルで至適位置に挿入点を作製する 図5a 。側面透視下で，仙椎終板中点に向けてプローブを進めていくと（おおむね仙椎終板に対し30°の軌道となる），仙椎終板の硬い抵抗を触知できる 図5b 。仙椎終板は腰椎終板に比べて非常に硬く，プローブが終板に沿って前方にすべらないように注意する。先端が尖ったプローブで終板を確実に穿破することが重要である。すべての操作は術中透視下で行うが，先端は常に椎間板腔に向かっているために安全である。ペディクルサウンダーで脊柱管内へ逸脱がないこと，終板を穿破したことを確認し，挿入点から終板までの骨孔の実測値を測定する。骨孔長は35mm前後となることが多い。

> **コツ&注意　NEXUS view**
> ・挿入点の作製を含め，骨孔拡大時に頭側にすべらないように留意する。
> ・筋に圧排されて軌道が外側に向かってしまうと，良好な骨質との接触が損なわれるとともに，スクリュー長が短くなることや，骨盤前方の血管損傷が懸念される。また，筋に圧排されて軌道が尾側に向かうと，スクリュー先端が前壁を貫いて骨盤腔に向かってしまうため注意を要する 図5c 。

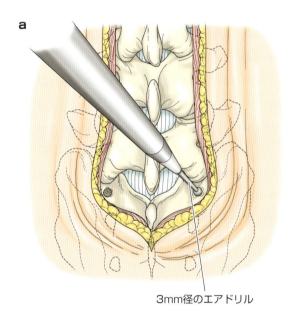

3mm径のエアドリル

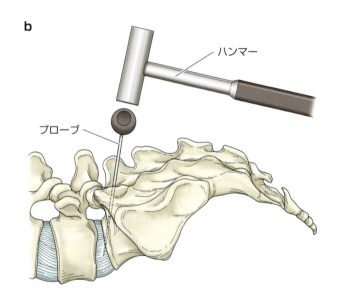

ハンマー
プローブ

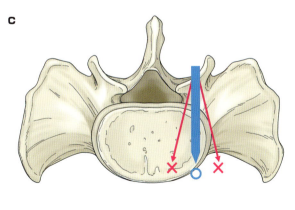

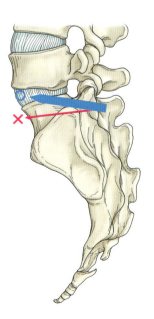

図5　骨孔の作製
a：挿入点の作製
b：プローブによる拡大
c：軌道の方向

4 除圧・椎体間操作

詳細は他項に譲る。骨孔の作製前に除圧を行うことも可能であるが，至適挿入点に対して5mmの骨性マージンが残る除圧計画が望ましい。CBT法ならびにPES法は正中からのレバーアームが短いために，側屈・回旋制動性が劣る傾向があり，対策として，①スクリュー単体の固定性の向上（良好な固定性を得るための適切な軌道の選択），②椎間関節の可及的な温存 図6a ，③強固な前方支柱再建（ケージを2個挿入，LIF手技の併用など）図6b ，④トランスバースコネクターの設置（後述）が挙げられる。

> **コツ&注意 NEXUS view**
> ・各種長さの専用のマーカー［Kirschner鋼線（K-wire）を曲げて準備］を骨孔に設置することで，除圧操作を容易とする。
> ・腰椎前弯を得るために，また効率的に荷重を分散するために，ケージはなるべく前方に設置するのが望ましい。

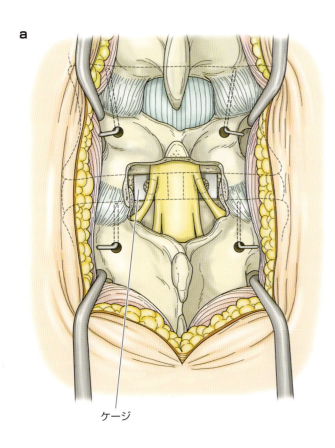
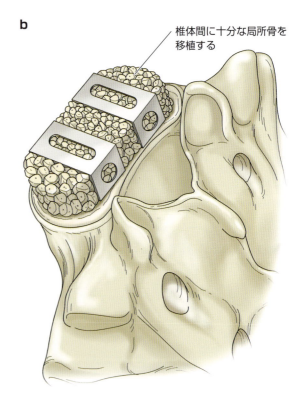

図6 椎間関節の温存と前方支柱再建
a：可及的に椎間関節を温存し，側屈・回旋制動性を維持する。
b：移植骨とケージ

5 タッピング

予定のスクリュー径に対して，1mmアンダーサイズのタッピングを終板が穿破するまで確実に行う 図7a 。スクリューの挿入点は頭側に傾斜した仙椎背側面に形成されるために，頭側にすべりやすい。対策として，当初はややオーバーに手元を挙げてタッピングを開始し，徐々に尾側に傾けていくとよい 図7b 。また，タッピングドリルの先端が仙椎終板を通過する際に，タッピングが硬い仙椎終板にはじかれて腹側に軌道が逃げていく傾向がある。ブラインドではなく，透視下でのタッピング操作を推奨する。

> **コツ&注意 NEXUS view**
> ・腰椎CBT法では，予定スクリュー径と同径までのタッピングを行う[1]。PES法に比べ挿入部の皮質骨が非常に硬く，スクリュー挿入に伴った挿入部・椎弓根部骨折を回避するためである。
> ・PES法では，基本的には1mmアンダーサイズのタッピングを行っているが，若年者など，終板が非常に硬い症例では，スクリュー挿入時に終板を貫かないことがある。骨質に応じてスクリューと同径のタッピングを行うことが望ましい。

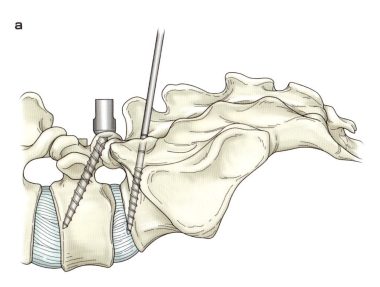

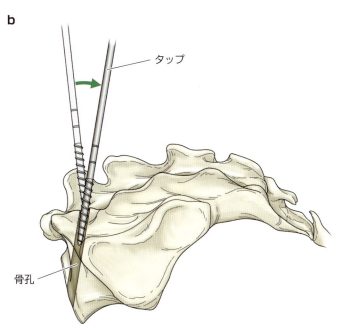

図7 タッピング
a：終板を穿破
b：タップの方向

6 スクリューの挿入

　スクリュー先端が終板を穿破すること，そして上位のスクリューとの矢状面の配列に留意してスクリューヘッドを少し浮かせるために，骨孔長の実測値より5〜8mm長いスクリューを使用する 図8a 。スクリュー径6.5〜7.5mm，スクリュー長40〜45mmを使用することが多い。タッピング操作と同様に，硬い終板にはじかれて意図した軌道からはずれてしまわないように注意する。また，スクリューヘッド部分が椎弓に干渉するとmicro fractureが生じ，スクリューの固定性が低下することが知られている。必要に応じ，あらかじめスクリューヘッドと接触する部分をエアドリルで掘削するのが望ましい。スクリュー先端は終板の外側部分に位置するために，ケージと干渉する心配がないのもPES法の利点の1つである 図8b 。

> **コツ&注意　NEXUS view**
>
> 　腰仙椎移行部には過大な負荷がかかるとともに，仙骨の特徴として，①明確な椎弓根構造を有さないこと，②前後径が小さいこと，③海綿骨が主体であること，④前方皮質骨が薄いこと，⑤骨盤内の神経血管群と近接していること，などの解剖学的制約が挙げられる。これらの点から，仙椎部において強固な固定性を得るには課題があり，前壁を抜くbicortical fixationや仙椎岬角に向けたtricortical fixationが推奨されているが，骨盤内の神経血管損傷の危険性を伴う。PES法は，神経血管損傷を最大限に回避するスクリューの挿入法であり，過去の生態学的検討では，PES法により挿入したスクリューは，tricortical fixationにより挿入したスクリューの約1.7倍の挿入トルクと良好な固定性が報告されている。

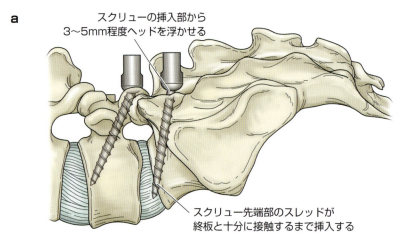

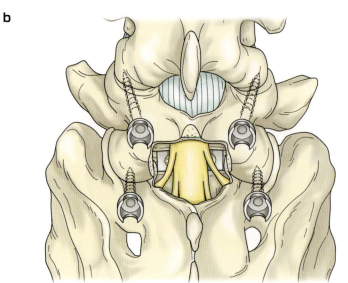

図8　スクリューの挿入
a：側面
b：正面

7 ロッド，トランスバースコネクターの設置

　PES法スクリューと腰椎CBTスクリューとは，冠状面で「ハ」の字に外側に向かうライン上に配列しており，ロッドとの締結は容易である。前述のように多椎間固定の際には，適宜S2 alar-iliac screwと連結可能である。また，腰椎の従来軌道のスクリューとほぼ直線状に並んでおり，従来法に対しても応用可能である 図9 。

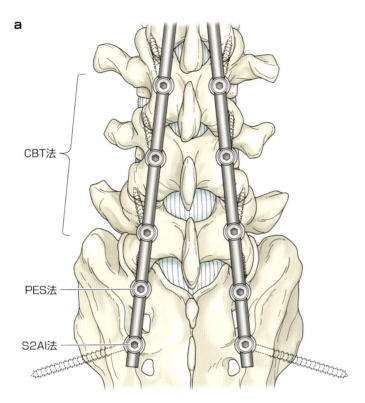

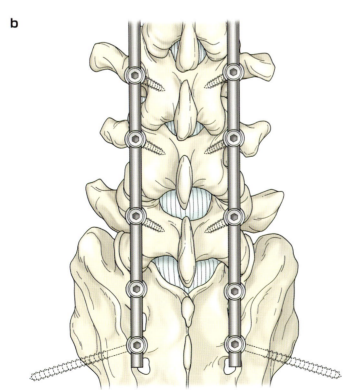

図9 ロッドとの締結
a：CBT法との連結
b：従来法との連結

スクリュー間にコンプレッション操作を加えながらロッドと最終締結するが，特に多椎間固定症例ではトランスバースコネクターを必ず設置する 図10 。

> **コツ&注意 NEXUS view**
>
> PES法の注意点として2点挙げられる。1点目はスクリューが矢状面に平行に挿入されるためにtriangulation effectが得られない点であり，2点目はMcCordの提唱する仙骨部のpivot point（仙骨体部後上縁の正中）からのレバーアームが，従来法に比べ短くなる点である[5]。対策としては，pivot pointよりなるべく前方までスクリューを挿入することが望ましい。おのずと仙骨前方における神経血管損傷の危険性が高くなるために，仙椎の形態の個体差を踏まえ，術前にCTを用いたスクリューの挿入計画をするとよい。

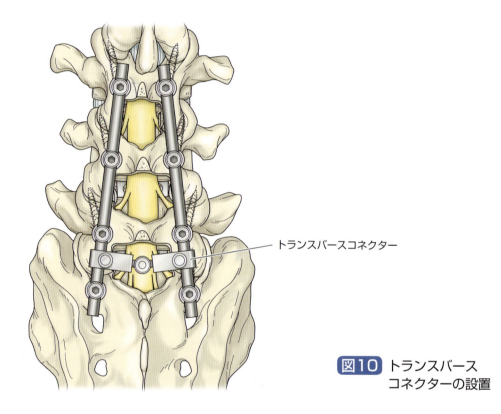

図10 トランスバースコネクターの設置

文献

1) 松川啓太朗, 谷戸祥之. CBT（cortical bone trajectory）の基礎. OS NEXUS No.6. 西良浩一, ほか編. 東京：メジカルビュー社；2016. p142-51.
2) Matsukawa K, Yato Y, Kato T, et al. Cortical bone trajectory for lumbosacral fixation：penetrating S-1 endplate screw technique：technical note. J Neurosurg Spine 2014；21：203-9.
3) Luk KD, Chen L, Lu WW. A stronger bicortical sacral pedicle screw fixation through the S1 endplate：an in vitro cyclic loading and pull-out force evaluation. Spine（Phila Pa 1976） 2005；30：525-9.
4) 松川啓太朗, 谷戸祥之, 加藤貴志, ほか. 新しい仙椎椎弓根スクリューの刺入法－Penetrating S1 endplate screw（PES）法. 脊椎脊髄ジャーナル 2015；28：73-80.
5) McCord DH, Cunningham BW, Shono Y, et al. Biomechanical analysis of lumbosacral fixation. Spine（Phila Pa 1976） 1992；17（8 Suppl）：S235-43.

Ⅰ. 低侵襲を支える匠のワザ
CBT：腰椎すべり症矯正術

滋賀医科大学整形外科学　森　幹士

Introduction

術前情報

●適応と禁忌

　基本的には，Meyerding分類GradeⅡまでの変性すべり症を主な対象疾患としているが[1]，著者は分離すべり症も一部対象としている。Meyerding分類GradeⅢを超える高度のすべり症や再手術例などで，cortical bone trajectory（CBT）法によるスクリュー挿入部が確保できない症例は適応外としている。

●麻酔

　全身麻酔で行う。

●体位

　腹臥位で行う。カーボンフレームベッドやX線透過性4点フレームが便利である。

●術前準備

画像所見の再チェック

　術前のCT，MRIなど画像所見の十分な検討が重要である。狭窄部位や除圧範囲とともに，CTにて椎弓根の形態や骨硬化像の有無，存在部位をチェックしておく。骨硬化が存在する場合，スクリュー挿入が困難になる場合がある。

CBT法の理解

　CBT法は，2009年に提唱された手術手技であり[2]，スクリューの挿入点や方向など従来法とは異なるいくつかの特徴がある[3]。これらを十分に理解し，術前画像診断を十分に検討したうえで手術計画を立てることが重要である 図1 。

手術進行

1. 皮切・展開
2. 後方除圧
3. スクリュー孔作製
   ・挿入点の決定
   ・骨孔作製
   ・タッピング〜スクリュー挿入
4. 椎体間掻爬
5. ケージ挿入
6. ロッド締結・すべりの矯正とトランスバースコネクターの設置

CBT：腰椎すべり症矯正術

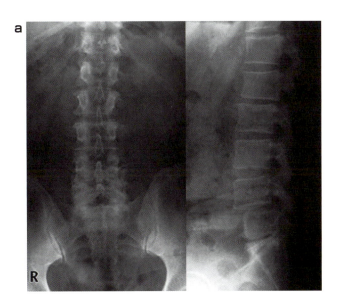

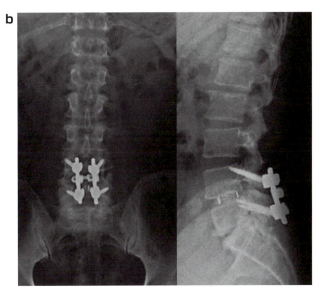

図1 術前後の単純X線像
a：術前
b：術後

❶十分な椎体間掻爬が，良好なすべり整復とトラブル防止につながる。
❷術中透視で確認し，適切なスクリュー挿入と愛護的なすべり整復を行う。

手術手技　L4変性すべり症に対するL4/5後方経路腰椎椎体間固定術(posterior lumbar interbody fusion；PLIF)に準じて

1 皮切・展開

L4棘突起上縁からL5棘突起下縁に至る約5cmの正中縦切開にて進入する 図2 。

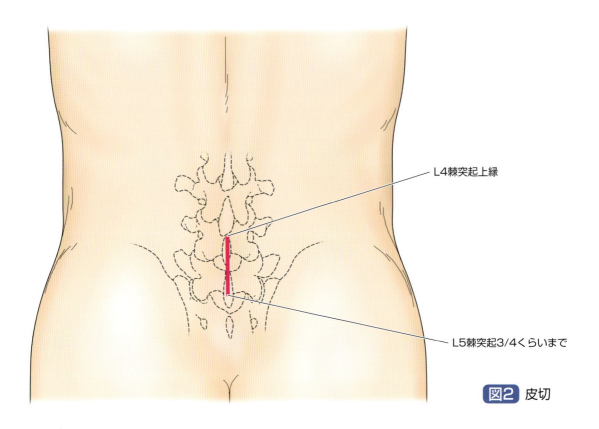

L4棘突起上縁

L5棘突起3/4くらいまで

図2 皮切

L4およびL5棘突起先端を露出し，骨ノミにて棘突起を縦割して傍脊柱筋の棘突起への付着部を温存し，骨膜下に椎弓を外側まで（関節突起間部外縁がしっかりと露出できるまで）展開する。頭側のL3/4椎間関節は，関節包も含めて完全温存に努める。L4/5椎間関節は，後の全椎間関節切除に備えて関節包も切除して外側まで露出し，脊椎開創器にて術野を確保する 図3 。

> **コツ&注意　NEXUS view**
> ・すべりのために，思ったよりも小さな皮切で十分な操作が行えることが多い。
> ・将来的な隣接椎間障害予防のために，頭側隣接椎間関節の温存に努める必要がある。
> ・棘突起が長く残っていると，スクリュー挿入の際に邪魔になることがある。

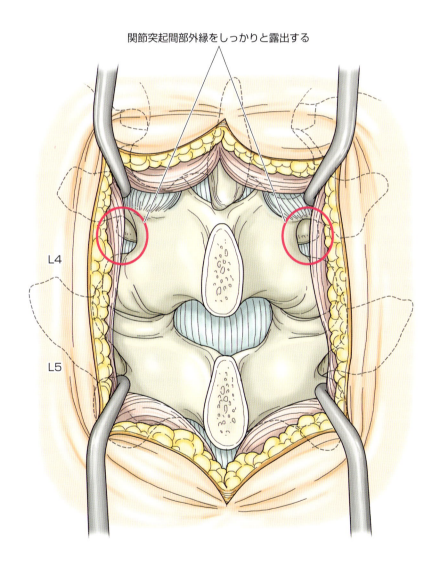

図3 展開

2 後方除圧

スクリュー挿入部を温存して（関節突起間部がよいメルクマールとなる），頭側（L4）椎弓の尾側約1/2を骨ノミにて切除する 図4 。黄色靱帯も切除し，L5神経根の除圧（L5椎弓および上関節突起の部分切除）も必要に応じて行う 図5 。切除した局所骨は，移植骨として取り置く。

> **コツ&注意 NEXUS view**
> スクリュー挿入孔を作製してから後方除圧操作に取りかかるほうが確実であるが，スクリュー孔作製からスクリュー挿入を一連の操作で行ったほうが手術時間を短縮できる。

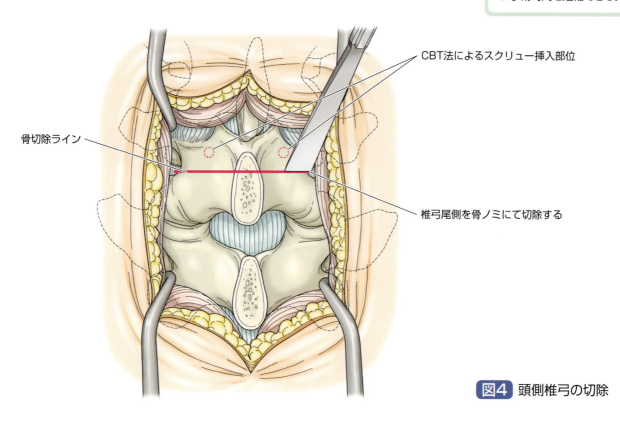

図4 頭側椎弓の切除

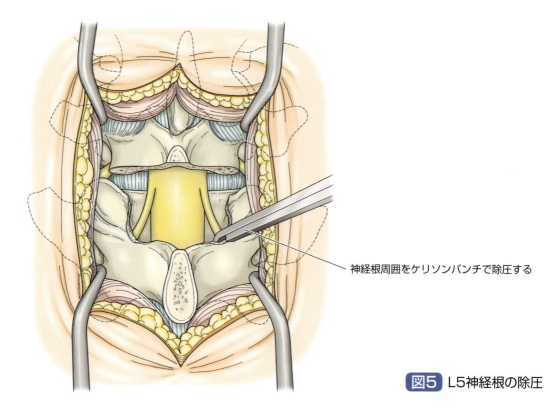

図5 L5神経根の除圧

3 スクリュー孔作製

挿入点の決定

正しいスクリュー挿入点の決定が手術成功の1つの鍵となる。先に後方除圧を行っておけば脊柱管内から椎弓根内側を触れることが可能となり，挿入点決定の参考にできる。

挿入点は術中透視下で最終決定する。変性や椎体回旋，すべりなどのために正しい挿入点決定が困難な場合もあるが，正確な椎体の正面像で頭側のすべり椎（L4）は左椎弓根の4時（右は8時）を，尾側椎（L5）は左椎弓根の5時（右は7時）の位置を目安に，エアドリルでマーキングする 図6 。

正面像で挿入点の内・外側を決定し，頭・尾側方向は術中透視側面像で調整する。間欠的に透視を確認して，被ばくを最小限に抑える。

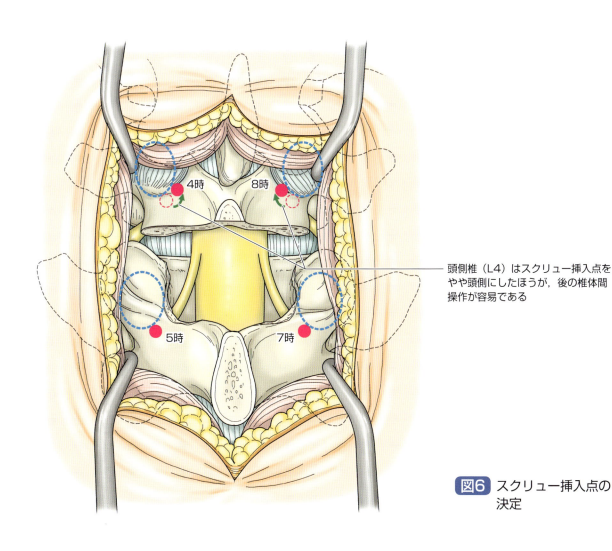

頭側椎（L4）はスクリュー挿入点をやや頭側にしたほうが，後の椎体間操作が容易である

図6 スクリュー挿入点の決定

> **コツ&注意　NEXUS view**
>
> 術中透視正面像で挿入位置の確認を行った際に，椎体頭側の角へ向けての外側角をみておけば，スクリュー挿入方向を誤りにくくなる 図7 。頭側スクリューの挿入点が尾側すぎると，後の椎体間操作がやりにくくなる 図8 。

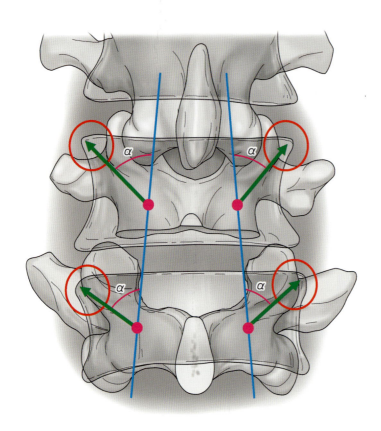

図7 術中透視による
　　　スクリュー挿入位置の確認

椎体間の操作をする際に，頭側のスクリューが尾側寄りとなると，椎間板操作の際に邪魔になる

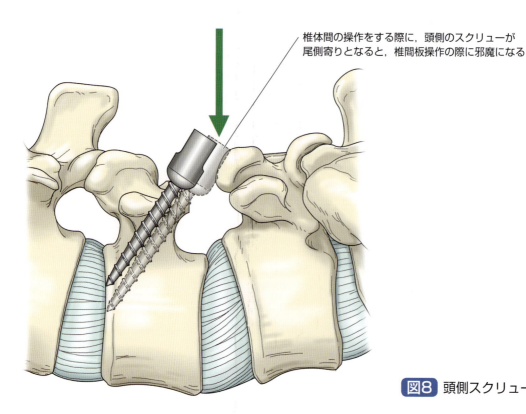

図8 頭側スクリュー挿入位置

CBT：腰椎すべり症矯正術

骨孔の作製

頭側・外側へ向けて骨孔を作製しようとすると，頭側にすべってしまうことがある．すべり症では椎弓の頭側への傾斜が大きく，椎間関節の変性が著しい症例も多いために特に注意を要する．

エアドリルでやや深めにエントリーホールを作製し，プロービングに移る 図9 。術中透視側面像で確認しながら，椎体終板の後縁から1/2〜1/3を目指して胸椎用のプローブ（3.5mm径）でプロービングを行う．従来法と比べると，プロービングの際にはかなり強い抵抗を感じるのが通常であるが，椎弓根入口部に達すると強い抵抗がなくなる．

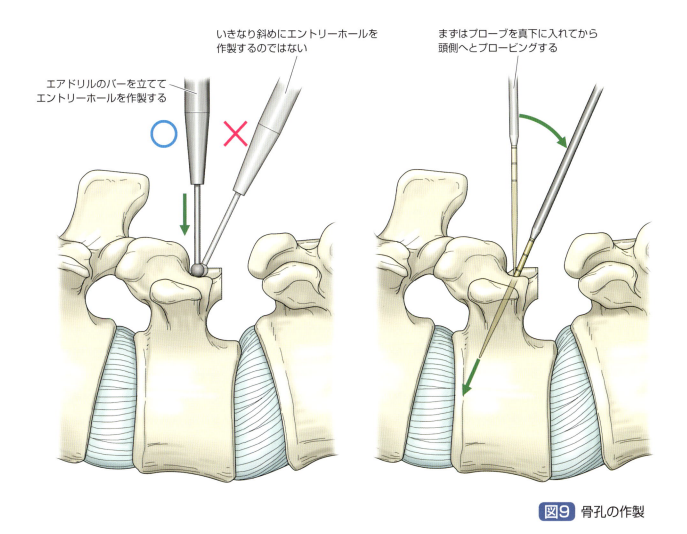

図9 骨孔の作製

椎弓根入口部付近 図10 での内側逸脱は，神経根が近いことから特に注意を要する。探り棒で逸脱がないか（後のタッピング後も），入念にチェックする。

> **コツ&注意 NEXUS view**
> 硬くてプロービングが困難な場合には，手回しドリルやエアドリルを使用して骨孔を作製した後にプローブで骨孔を鈍的に拡大することで，スクリュー挿入孔周辺や椎弓根の骨折予防に努める。

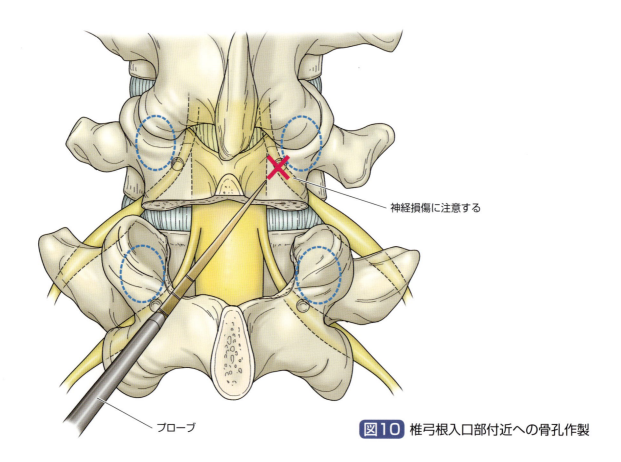

神経損傷に注意する

プローブ

図10 椎弓根入口部付近への骨孔作製

CBT：腰椎すべり症矯正術

タッピング〜スクリュー挿入

スクリュー挿入時に，挿入孔周辺や椎弓根骨折を回避するため，必ずタッピングを行う．骨粗鬆症の強い症例では，1つ小さいサイズのタッピングでよい場合もあるが，基本的にはスクリューと同サイズのタッピングを行う．頭・尾側の椎体に挿入されたスクリューには，しっかりと段差がつく状態にするのが重要である．頭側のすべり椎にはリダクションスクリューを使用すると，後の矯正操作がしやすい 図11．

> **コツ&注意 NEXUS view**
> 従来法と同様に，CBT法によるすべり矯正は各椎体に挿入されたスクリューの高さの違いを利用して行うため，スクリュー挿入の深さを意識する．

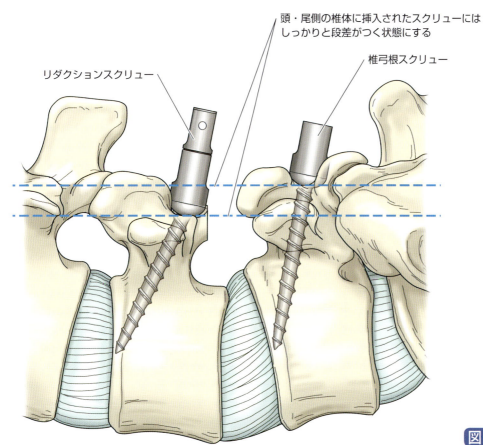

図11 スクリュー挿入

4 椎体間搔爬

著者は両側に挿入されたスクリューに椎間開大器を装着し，椎体間を開大して椎間板腔の十分な搔爬を行う 図12 。椎体間を開大することで，椎間板内操作や上関節突起の切除が容易となる。すべり整復時の神経根損傷予防のために，骨ノミやケリソンパンチなどを用いて尾側（L5）上関節突起切除を行う。

十分な椎体間の搔爬により，軽度のすべりであればかなり整復される。

> **コツ&注意　NEXUS view**
> 椎体間の十分なリリースが，本術式成功の鍵といえる。

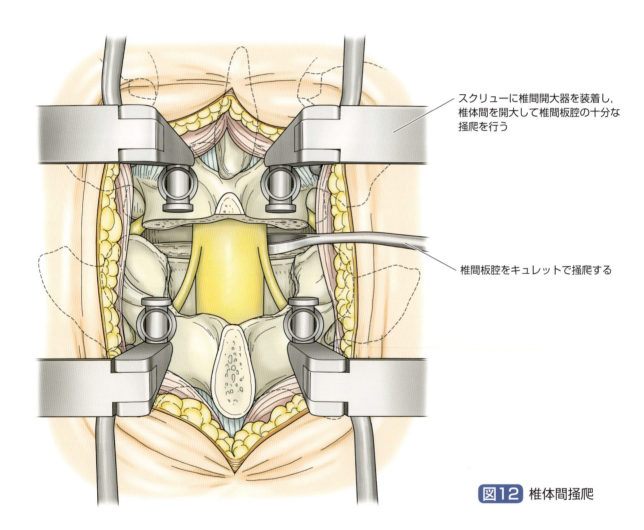

スクリューに椎間開大器を装着し，椎体間を開大して椎間板腔の十分な搔爬を行う

椎間板腔をキュレットで搔爬する

図12 椎体間搔爬

CBT：腰椎すべり症矯正術

5 ケージ挿入

　十分な椎体間の掻爬が終了したら，トライアルを用いて適切なケージサイズを決定する．ケージ内部には，局所骨をミンチ状にしたものを充填し，左右に1つずつ2個の挿入を基本としている 図13 ．ケージ以外の椎間板腔には，採取した局所骨をチップ状にしたものを隙間なく充填する．局所骨のみで不足する場合にはβ-TPCなどの人工骨を混合して使用し，著者は腸骨採取を行っていない．

> **コツ&注意　NEXUS view**
> ケージのサイズ決定に当たっては，高さが高すぎないものを選択する．設置位置は，椎間板腔の外側・前方を目指す．

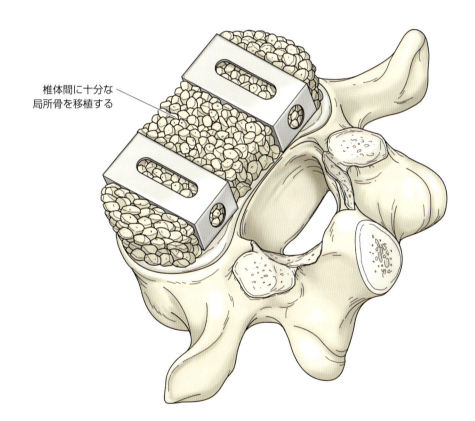

椎体間に十分な
局所骨を移植する

図13　ケージ挿入

71

6 ロッド締結・すべりの矯正とトランスバースコネクターの設置

ロッド長を計測し設置する．まずは，尾側（L5）スクリューにしっかりとロッドを締結し，次いで頭側（L4）のリダクションスクリューにロッドを締結して，すべり椎を引き上げてすべりの矯正を行う 図14．術中透視を用いて，整復具合を確認する．椎体間にコンプレッション操作を加え，最終締結を行う．

トランスバースコネクターを設置し，回旋動揺性制御に対する補強を行う．

ドレーンを留置して閉創して手術を終了する．

> **コツ&注意 NEXUS view**
> 整復の際は左右ほぼ同時に，かつ愛護的にエンドキャップを締結していくことで，スクリュー引き抜けなどのトラブルを予防する．

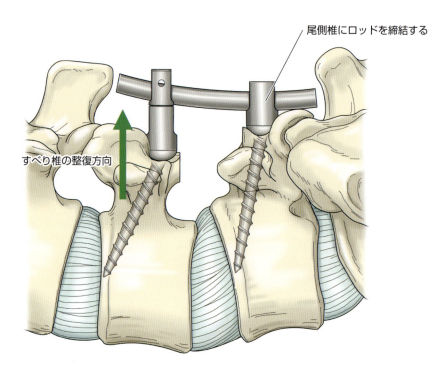

尾側椎にロッドを締結する

すべり椎の整復方向

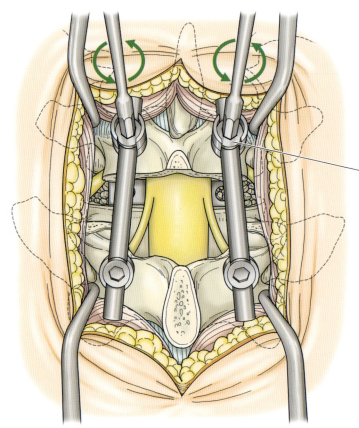

頭側椎の左右のリダクションスクリューに左右からエンドキャップをねじ込んですべりの整復を行う

図14 ロッドの締結とすべりの矯正

> **トラブル NEXUS view**
>
> **すべり整復時にスクリューやケージがバックアウトした！**
>
> すべり整復とともにスクリューやケージがバックアウトしてくることがある。軽度のスクリューバックアウトであれば，サブラミナワイヤリングなどでさらなるバックアウト予防策を講じる。固定性に問題をきたすような場合には，従来法への変更を考慮するが，十分な椎体間のリリースを行っていればこのようなトラブルが発生するリスクは低い。整復後には必ずケージの位置を確認し，バックアウトしたならインパクターでケージを椎間板腔前方まで叩き込む。強く叩きすぎて，ケージが椎間板腹側に逸脱しないように注意が必要である。

文献

1) Mori K, Nishizawa K, Nakamura A, et al. Short-Term Clinical Result of Cortical Bone Trajectory Technique for the Treatment of Degenerative Lumbar Spondylolisthesis with More than 1-Year Follow-Up. Asian Spine J. 2016 Apr；10（2）：238-44.
2) Santoni BG, Hynes RA, McGilvray KC, et al. Cortical bone trajectory for lumbar pedicle screws. Spine J. 2009 May；9（5）：366-73.
3) 松川啓太朗, 谷戸祥之. CBT（cortical bone trajectory）の基礎. OS NEXUS No.6. 西良浩一, ほか編. 東京：メジカルビュー社；2016. p142-51.

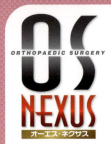

I. 低侵襲を支える匠のワザ

CBT-PS：ハイブリッド法でのすべり矯正術

高松赤十字病院整形外科　三代　卓哉

Introduction

術前情報

●適応
　腰椎変性すべり症，腰椎椎間板症に適応。高度の脊柱変形や外傷性変形を伴う椎体には相対的適応とする。

●麻酔
　全身麻酔で行う。

●手術体位
　腹臥位で4点支持型のフレームを使用して，腹圧を下げて股関節は伸展位とする。

手術進行

1. 術前準備
2. 皮切と椎弓の展開
3. スクリュー挿入
4. 除圧，ケージの挿入
5. ロッドの設置と骨移植
6. 閉創
7. 初期の後療法

❶ 本術式は一椎間の腰椎後方固定を目的とした術式であり，頭側の関節へのインプラント干渉を軽減できる方法である。
❷ 尾側のpedicle screw（PS）はフリーハンドで挿入できる方法である。
❸ いかなるスクリュー挿入においても，サウンダーで必ずパイロットホール内の壁を確認することが重要である。内・外側，頭・尾側および底の5つの壁を意識することと，サウンダーで違和感を覚えたときは必ずリスクが潜んでいることを肝に銘じる。

手術手技 L4：CBT，L5：PSによるPLIF

1 術前準備

　椎体の形状（幅，変性の度合い，椎弓根の位置など）をCTやX線像で術前にチェックする。頭側のスクリューはCBT法[1]で，松川らの方法（『OS NEXUS』No.6を参照）[2〜5]に準じて長めのスクリューが挿入できる方向を考える。また変性が強いと挿入部の把握や至適挿入方向の把握が難しいことがある。最終的には透視をみながら確認する。尾側のスクリューはPSを用いるため，両側の椎間関節，横突起の形状を把握しておく。Lenke free hand法[6]に準じて，腰椎レベルでは横突起の中央レベルから挿入する。腰椎は椎弓根が太い場合が多いが，細いときはsuperior facet ruleに準じて関節中央よりも外側に挿入点を決める。またL5は横径よりも縦径に注意しておく。扁平化して，内側逸脱よりも下方への逸脱が問題となることが多い 図1 。

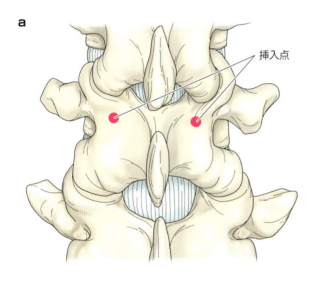
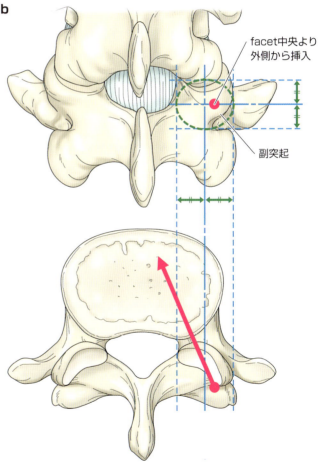

図1 スクリュー挿入点の決定
a：CBTスクリューの挿入点
b：PSの挿入点（superior facet rule）

2 皮切と椎弓の展開

予定範囲の正中切開を行い，椎弓を展開する．上位の椎間関節は剥離を最小限にして可及的に温存する．固定レベルの椎間関節を露出し，副突起から横突起レベルを左右確認する 図2 ．

> **コツ&注意 NEXUS view**
> 頭側の椎間関節は可及的に温存し，傍脊柱筋の剥離を最小限に止める．

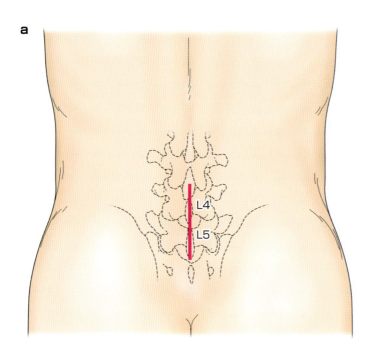

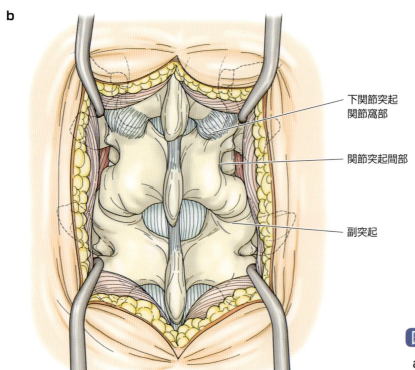

下関節突起
関節窩部

関節突起間部

副突起

図2 皮切と椎弓の展開
a：皮切
b：椎弓の展開

3 スクリューの挿入

松川らの方法[5]に準じてCBTスクリューを固定予定レベルの頭側椎体に挿入する（図3）。

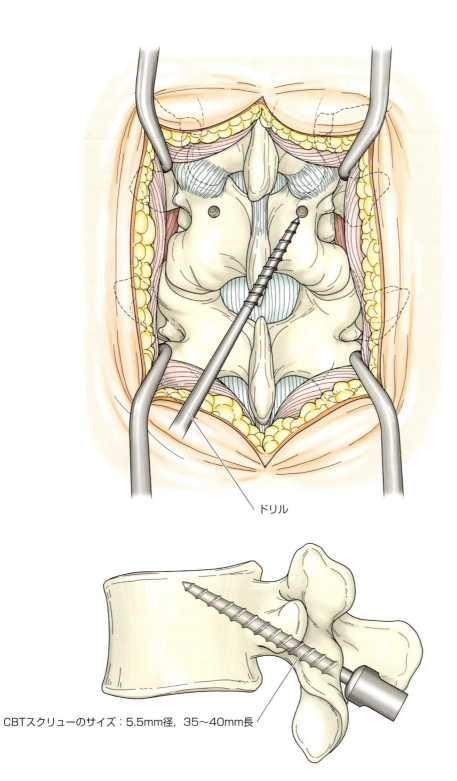

ドリル

CBTスクリューのサイズ：5.5mm径，35〜40mm長

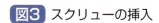

図3 スクリューの挿入

PSはLenke free hand法に準じて横突起中央レベルから体側の挿入部を目標にパイロットホールを作製し，サウンダーで内・外側，頭・尾側および底の5壁を必ず確認する 図4a，図4b。椎弓根が細い場合はventral lamina concept 図4c に基づき，硬い内側の壁を確認し，そこから少しずつプローブを外側へ深くすべらせてパイロットホールを作製する 図4d。PSは可能な範囲で長さと太さの最大のものを使用する。

> **コツ&注意　NEXUS view**
>
> CBTスクリューの先端は外側に向きすぎると上位の神経根を障害するリスクがあるため，挿入後は透視やX線撮影でしっかりと確認する。L5椎体の椎弓根は太いが，頭・尾側にやや扁平なため，尾側の椎間孔にスクリューが逸脱しないように細心の注意を払う。不安な場合はワンサイズ細いスクリューでも問題はない。

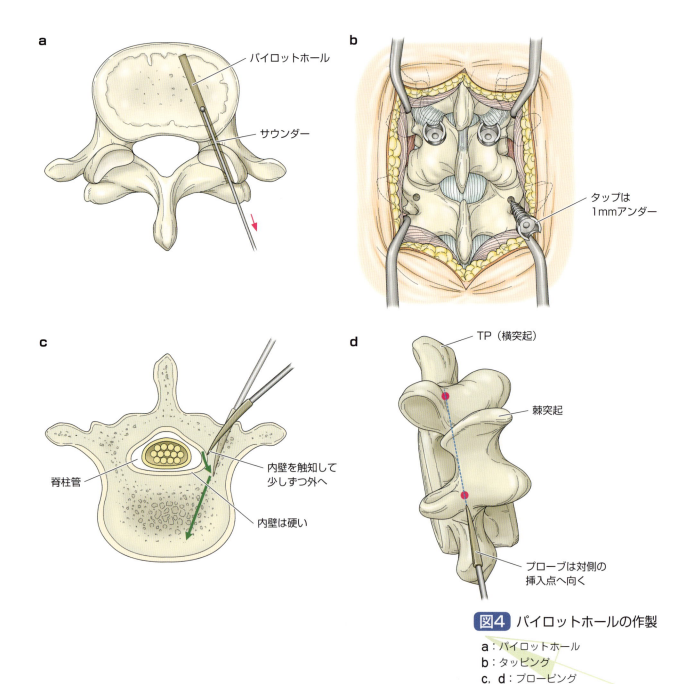

図4 パイロットホールの作製
a：パイロットホール
b：タッピング
c，d：プロービング

4 除圧，ケージの挿入

　一般的な除圧，椎体間操作の手技に従って，除圧と椎間板郭清を行う．

　ケージはブーメラン型でもよいが，大きめのケージが入れづらいこともあり，不安定性の少ない症例はストレートの短いケージを1個，すべりが2°以上の不安定性の強い症例には2個使用している．

> **コツ&注意　NEXUS view**
>
> 椎体が小さい場合は先にCBTスクリューを挿入すると除圧がしにくい場合がある．このときは除圧を先に行うとよい 図5 ．

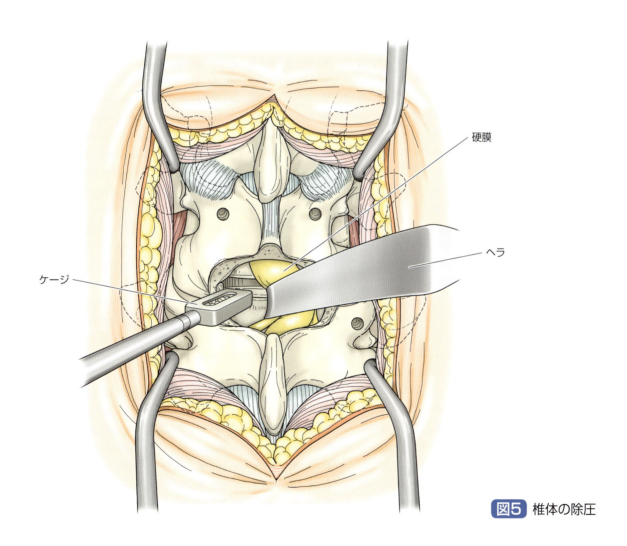

図5 椎体の除圧

5 ロッドの設置と骨移植

ロッドは上下のスクリューヘッドの位置が異なるため，内側に傾くように位置する．ケージを挿入した後に，まだすべりが残存していればすべり椎の棘突起を鋭の覆布鉗子などで後方へ整復しながら固定し，コンプレッションをかける 図6 ．

> **コツ&注意 NEXUS view**
> クロスリンクはロッドの角度から装着しづらいことが多いため，無理な場合は設置していない 図7 ．

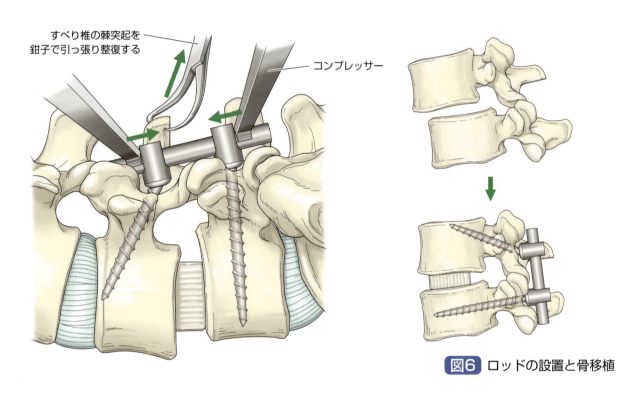

図6 ロッドの設置と骨移植

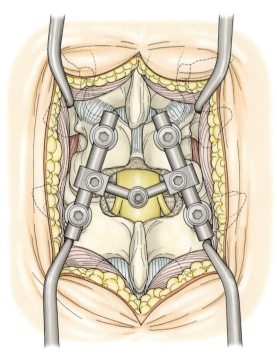

図7 クロスリンクの装着

6 閉創

ドレーン挿入部は逆行性感染を危惧して，ある程度創縁から離している．3.5mm径もしくは5mm径のドレーン2本を左右椎弓背側に留置する．筋膜を丁寧に順層縫合で閉創する．あまり筋肉に糸をかけすぎると術後腰痛の要因になる．皮下糸は3-0吸収糸を用いて，創縁の外反隆起が得られて向かい合う真皮がソフトタッチする感じで縫合していく．バイポーラなどが原因で創縁の小さな熱傷が確認された場合は縫合前に切除しておく．血流を阻害しないように丁寧に縫合する．皮膚はダーマボンド®（Johnson & Johnson社）を使用する．

7 初期の後療法

手術翌日から離床を開始する．術後は軟性コルセットを3カ月程度使用する．固定性やアライメントに不安がある場合や骨質が悪い場合は，硬性装具を使用する．

文献

1) Santoni BG, Hynes RA, McGilvray KC, et al. Cortical bone trajectory for lumbar pedicle screws. Spine J 2009；9：366-73.
2) Matsukawa K, Yato Y, Nemoto O, et al. Morphometric measurement of cortical bone trajectory for lumbar pedicle screw insertion using computed tomography. J Spinal Disord Tech 2013；26：E248-53.
3) Matsukawa K, Taguchi E, Yato Y, et al. Evaluation of the Fixation Strength of Pedicle Screws Using Cortical Bone Trajectory：What Is the Ideal Trajectory for Optimal Fixation？ Spine（Phila Pa 1976）2015；40：E873-8.
4) Matsukawa K, Yato Y, Imabayashi H, et al. Biomechanical evaluation of the fixation strength of lumbar pedicle screws using cortical bone trajectory：a finite element study. J Neurosurg Spine 2015；23：471-8.
5) 松川啓太朗, 谷戸祥之. CBT（cortical bone trajectory）の基礎. OS NEXUS No.6. 西良浩一, ほか編. 東京：メジカルビュー社；2016. p142-51.
6) Kim YJ, Lenke LG, Bridwell KH, et al. Free hand pedicle screw placement in the thoracic spine：is it safe？ Spine（Phila Pa 1976）2004；29：333-42.

I. 低侵襲を支える匠のワザ
安全に行うXLIF

江南厚生病院整形外科・脊椎脊髄センター　**大内田　隼**
江南厚生病院整形外科・脊椎脊髄センター　**金村　徳相**

Introduction

術前情報

●適応と禁忌

　椎間（椎間板や椎間関節）変性により脊柱管狭窄や不安定性，変形などが生じている病態が適応疾患であり，代表的な適応疾患は腰椎変性すべり症と変性側弯・後側弯症である．腰椎変性すべり症では2°までのすべりがよい適応であるが，3°以上の腰椎変性すべり症では進入する椎間板側方のケージ挿入スペースが少なく適応外である．L5/S椎間は前側方を走行する血管や神経のために禁忌である．腎臓摘出などの後腹膜腔手術既往や，前方血管走行異常なども適応外である．

　適応疾患は，①固定術後隣接椎間障害，②腰部脊柱管狭窄症［高度椎間板変性，終板骨折，破壊性脊椎関節症（destructive spondyloarthropathy；DSA）などを伴う一部の病態］，③固定術後偽関節，④除圧術後の再狭窄など，徐々に広がりつつある．また，添付文書上は胸椎椎間板に対してはその適応はないが，今後，胸椎用ケージの認可により適応となる可能性がある．

●麻酔

　全身麻酔で行うが，XLIF（eXtreme Lateral Interbody Fusion）では腰神経叢損傷を防ぐために術中神経モニタリングを行う必要があり，麻酔方法や筋弛緩薬の使用に関して，術前に麻酔科医とよく相談しておく．また執刀直前あるいは直後にtwitchテストにて筋弛緩薬の影響を判断し，神経モニタリングが有効に作動することを確認する　**図1**．

●体位

　基本的には左進入にて行うため右（左上）側臥位で行う　**図2**．進入路確保のため折り曲げること（ジャックナイフ位）のできる手術台が望ましく　**図3**，腹圧を減ずることのできない架台や手術台は避けるべきである．X線透視にて正確な正面・側面像を確認するため，X線透過性の手術台が望ましい．

手術進行

1. 体位および手術器械の設置
2. 皮切，展開
3. 腰神経叢の確認とレトラクターの設置
4. 椎間板の切除とケージの挿入
5. 後方固定，後療法

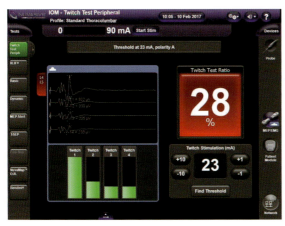
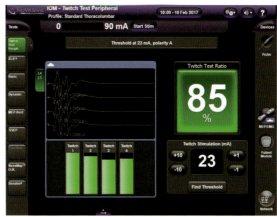

図1 twitchテストモニター画面

75％未満の場合は筋弛緩の影響が残っていて神経モニタリングが正確に作動しないかもしれないので，麻酔科医と相談する．

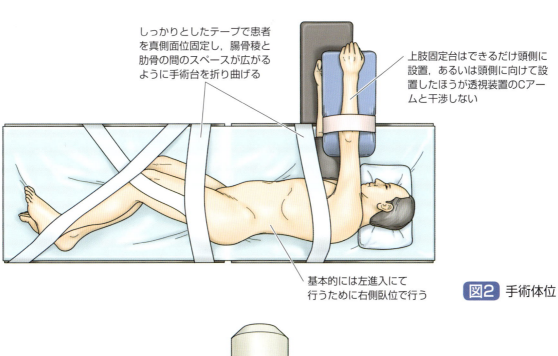

しっかりとしたテープで患者を真側面位固定し，腸骨稜と肋骨の間のスペースが広がるように手術台を折り曲げる

上肢固定台はできるだけ頭側に設置，あるいは頭側に向けて設置したほうが透視装置のCアームと干渉しない

基本的には左進入にて行うために右側臥位で行う

図2 手術体位

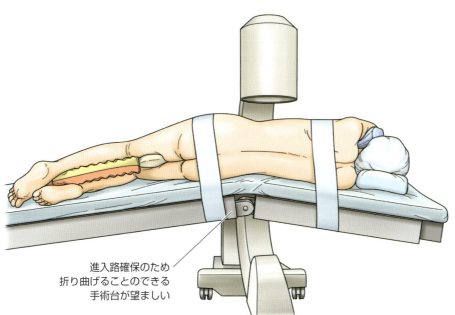

進入路確保のため折り曲げることのできる手術台が望ましい

図3 X線透過性のジャックナイフ位可能な手術台

● 術前準備－術前画像による内臓・血管・神経の解剖学的位置評価

腰椎だけでなく腹部CT・MRI画像で内臓や血管・神経叢の走行を確認し，大腰筋や腰方形筋との位置関係を十分に把握する。

大腰筋が椎体側方よりも前方に位置する場合（raising psoas sign[1]）では，腰神経叢が通常より前方に位置しているために適応は慎重に判断する 図4 。MRI拡散テンソル画像を用いると，脊椎側方の腰神経叢線維の走行のイメージがつきやすい 図5 。

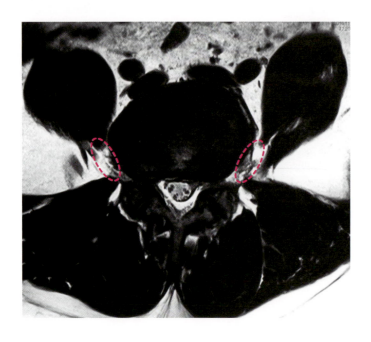

図4 Rising psoas sign
（MRI T2強調画軸位像）
両側の大腰筋が椎間板の側面よりも前方にあるため，腰神経叢が椎間板の側面の中央部まで走行（赤破線）

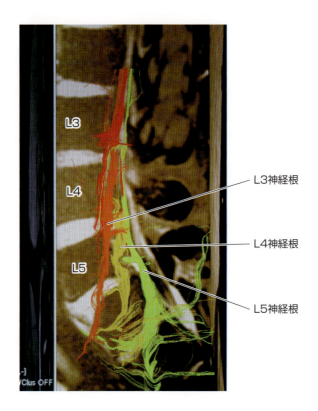

図5 MRI拡散テンソル画像による腰神経叢描出

XLIFは基本的には後腹膜腔経路の前方固定術であるために，後腹膜腔（後腎傍腔）のスペースを確認する．個人差にもよるが日本人は欧米人と比べ後腎傍腔脂肪が少なく，特に痩せている症例では展開時のスペースはかなり狭く制限されることも多い．上行・下行結腸は癒合筋膜により腹膜後方（外側円錐筋膜）に固着されていることが多く 図6 ，XLIFでは進入路が真側面から入るために後腹膜腔脂肪が少ない場合，腹膜損傷をきたせば結腸を損傷しやすいので注意が必要である．

分節腰動静脈は椎体中央を横走するため，椎体間固定のXLIFでは基本的には処理は必要ないが，分節腰動静脈は走行の破格が多く椎間板側方を走行することもあるので，術前画像にて確認する．造影3D-CT angiographyが脊椎との位置関係を把握しやすいが，MRI画像でも傍矢状断で脊椎側面を描出すればその走行の把握は可能 図7 で，余分な検査を行わなくても済む．

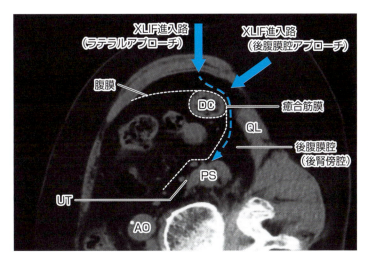

図6 XLIF進入路と腹膜・下行結腸（術前仰臥位CT画像）

上行・下行結腸は癒合筋膜により腹膜後方（外側円錐筋膜）に固着されていることが多く，XLIF進入路では腹膜損傷が結腸損傷につながりやすいので注意する．DC：下行結腸，QL：腰方形筋，PS：大腰筋，UT：尿管，AO：大動脈．

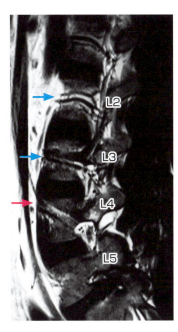
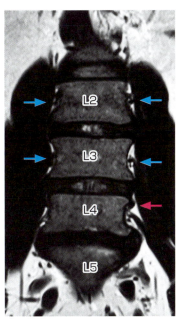

図7 MRI画像による分節腰動静脈の描出

傍矢状断や冠状断で分節腰動静脈の走行の把握は可能．通常は椎体中央部を横走するが，図の症例のL4分節腰動静脈（赤矢印）では頭側から分岐しているので，椎間板前方操作時に損傷する危険性がある．

大血管（下大動静脈，総腸骨動静脈）の走行の確認は必須であるが，左側進入であれば対側（右側）の下大静脈や総腸骨静脈の位置に注意する 図8 。性腺動静脈は中下位腰椎では尿管とともに大腰筋の前方を走行していることが多いが，これも走行の破格がありXLIFの進入路をよく確認する 図9 。

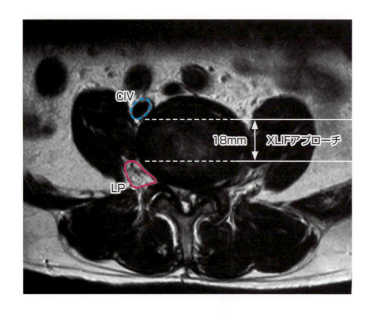

図8　対側（右側）の下大静脈や総腸骨静脈に注意

図の症例では，椎間板前後径は49mmでXLIFケージやCobbの前後径は18mmであるために十分なスペースがありそうにみえるが，対側の総腸骨静脈と腰神経叢のスペースは狭く，対側操作時に血管損傷や神経損傷の危険性がある。
CIV：総腸骨静脈，LP：腰神経叢

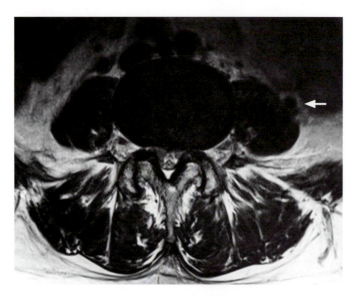

図9　性腺動静脈の破格

卵巣動脈が大腰筋外縁を走行。

❶ XLIFは側方から専用のレトラクターと光源を用い，小展開ながらも十分な視野を得ながら後腹膜腔経路に腰椎椎体間固定を行う手技である。
❷ XLIFは大腰筋経路に行うため椎間板側面を走行する腰神経叢を損傷しないよう，神経モニタリングシステムにて腰神経叢の位置を確認しながらアプローチを行う。
❸ 利点は脊椎安定性のために本来存在する前方や後方の靱帯，椎間関節などを温存し，側方の椎間板線維輪や骨棘などの解離を行った後，椎体横径に及ぶ大型ケージを挿入して椎間高を整復することによりligamentotaxis（靱帯張力整復）を行い，すべりの整復，側弯矯正，前弯形成などが行えることである[2〜6]。

手術手技　腰椎（L3/4, L4/5）への左側進入 XLIF

1 体位および手術器械の設置

手術体位をとる際には，術中にX線透視で常に正しい正面・側面像を確認するため，正しく側臥位にしっかりと固定する必要がある 図2 。手術台はジャックナイフ位が可能でX線透過性のものが望ましい。手術台の折り曲げ部分が腸骨稜辺りにくるようにして，腸骨稜と肋骨の間のスペースが広がるようにする 図3 。

X線透視にて手術椎間の正面・側面像が正しく表示されるよう手術台を調整する。正面像では左右の椎弓根が対称で，中心に棘突起があること，側面像では椎弓根や終板がきちんと重なっていることを確認する 図10 。体位固定，手術台の設定後，X線透視を参照しながら皮膚のマーキングを行う 図11 。

> **コツ&注意 NEXUS view**
> 腸骨稜や肋骨が被る場合は，手術台をより折り曲げたほうがアプローチしやすいが，過度に折り曲げると神経が過牽引されるので注意を要する。

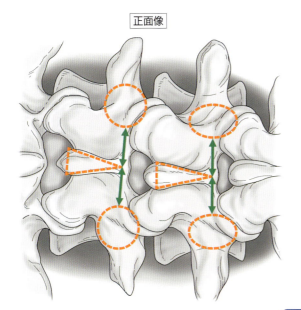
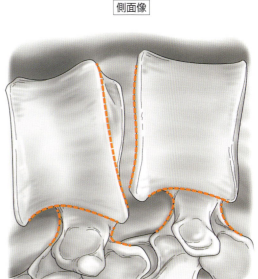

図10 術前のX線透視画像準備
安全にXLIFを行うために執刀前に必ず正しい正面・側面像を確認する。正面像では左右の椎弓根が対称かつ，棘突起が椎体の中心に見えている。側面像では椎体終板や椎弓根が二重になっていないことを確認。

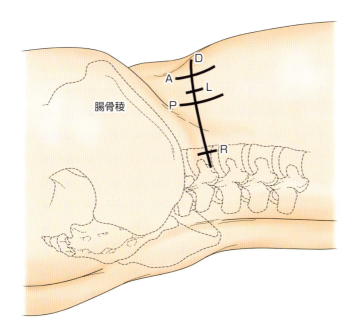

図11 皮膚マーキング
椎間板の前後方向にラインを引き，椎間板前縁・後縁，その後椎間板側方アプローチポイントである椎間板後縁1/3にマーキングを行う。椎間板中心の前後方向のラインはCアーム投影方向の確認やdual incision法のアプローチポイントのために前後に伸ばしておく。
D：椎間板の中心を通る前後方向のライン，A：椎間板前縁，P：椎間板後縁，L：椎間板側方アプローチポイント，R：dual incision法の後腹膜腔アプローチポイント

2 皮切，展開

XLIFの原法は2つの皮切で行うdual incision法であるが，著者らは1つの皮切で行うsingle incision法を行っている．どちらの方法においても腹膜や後腹膜腔脂肪などを十分に前方に移動させ，直視下で腰方形筋や大腰筋の筋膜を確認することが重要である．

Dual incision法では，椎間板側方アプローチと後腹膜腔アプローチのために2カ所を切開する．まずは施行椎間高位の後側方（傍脊柱筋の外側）から指が入る程度の皮切を行い，外腹斜筋，内腹斜筋，腹横筋を鈍的に分け，最後に腹横筋筋膜を丁寧に穿破して後腹膜腔に到達する．指で十分に剥離展開し，後腹膜腔内の脂肪と腹膜を鈍的に前方によけ，後腹膜腔（後腎傍腔）内のスペースを作製する．次に指先を椎間板側方アプローチポイント（施行椎間板後方1/3）の皮切位置である後腹膜腔内の腹横筋内側まで進め，指先で腹筋群を内側から押し上げた位置で腹筋群を鈍的に分けて後腹膜腔を展開し，ダイレーターの先端を大腰筋外側縁まで誘導する 図12 ．

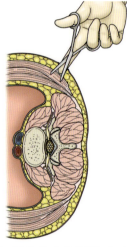

a 後腹膜腔アプローチポイントから指とメッツェンバウム剪刀やペアン鉗子などを用いてできるだけ愛護的に腹筋群を展開する．腹横筋を展開し，横筋筋膜を穿破するときはできるだけ慎重に愛護的に行う．

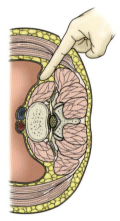

b 横筋筋膜を穿破して後腹膜腔に到達下後，指でゆっくりと丁寧に剥離展開し，後腹膜腔内の脂肪と腹膜（後腎筋膜，外側円錐筋膜）を前方によけ後腹膜腔（後腎傍腔）内のスペースを作成する．

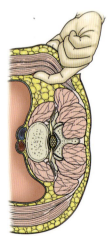

c 後腹腔内であることを十分に確認した後，椎間板側方アプローチポイントの後腹膜腔内腹横筋内側まで指先を進め，腹筋群を内側から押し上げる．

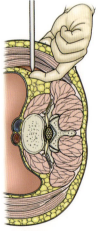

d 指先で押し上げられた位置で腹筋群を鈍的に分けて後腹膜腔を展開，XLIFダイレーターの先端を指先に当てて，大腰筋外側縁まで誘導する．ダイレーターは直視下に腹筋群を鈍的に分けて後腹膜腔を展開した後に挿入されるべきで，盲目的に腹筋群に刺入してはならない．

（資料提供：NuVasive社）

図12 Dual incision法（XLIF原法）

Single incision法では後側方アプローチを行わず，椎間板側方アプローチポイントに直視可能な皮切（通常3～5cm）を行い，外腹斜筋，内腹斜筋，腹横筋を鈍的に分け，腹横筋筋膜を慎重に穿破して後腹膜腔に到達する。後腹膜腔内の脂肪がみえたら，長い筋鉤や自由鉤などを用いて後腹膜腔内脂肪を後方から前方に愛護的によけて展開し，直視下に腹膜や大腰筋筋膜，陰部大腿神経などを確認する 図13 。

> **コツ&注意 NEXUS view**
>
> 　XLIFは専用の開創器と光源を用いて展開するため，従来のオープン法のように腹筋群を切開する必要はなく，鈍的に展開するため腹筋群への侵襲は少ない。腹筋や大腰筋周囲の神経損傷，腹壁麻痺などを防ぐためにできるだけ腹筋群を愛護的に展開し，決して電気メスは使用しない。

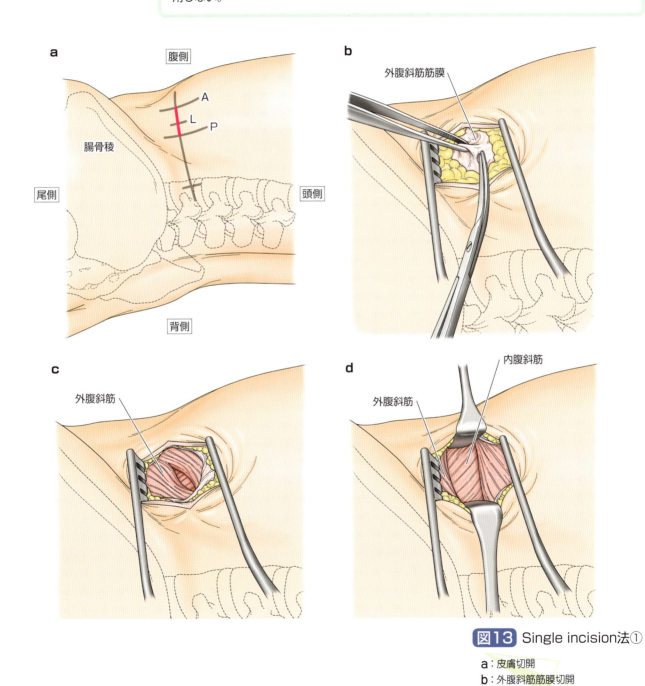

図13 Single incision法①
a：皮膚切開
b：外腹斜筋筋膜切開
c：外腹斜筋展開
d：内腹斜筋展開

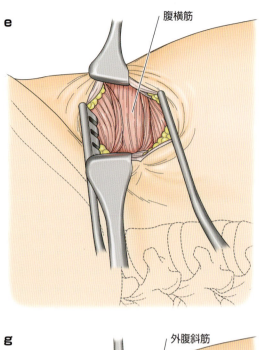
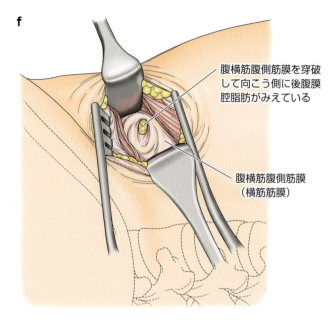
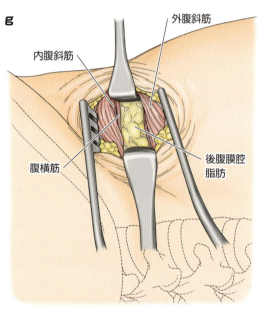
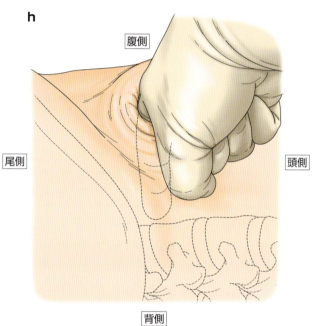
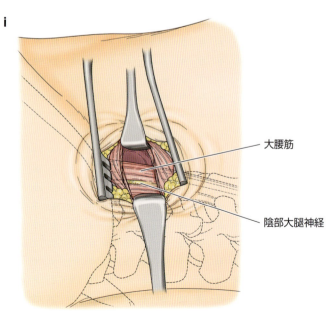

図13 Single incision法②
e：腹横筋展開
f：腹横筋筋膜（横筋筋膜）穿破
g：後腹膜腔（脂肪）展開
h：指先での鈍的な後腹膜腔展開
i：直視下での大腰筋側面展開

3 腰神経叢の確認とレトラクターの設置

　大腰筋を展開した後に，専用のダイレーターと神経モニタリングを用いて腰神経叢の位置を確認し，挿入ポイントを確保する。ダイレーターは筒状の1点のみで刺激ができるため，360°回転させることにより周囲の腰神経叢の位置を確認することが可能である。椎間板側方アプローチポイントから，はじめのダイレーター刺激点を椎間板後縁方向に向けながら椎間板側面に垂直に挿入し，大腰筋の表面に達した時点でX線透視にて椎間板後方1/3にあることを確認して神経モニタリングの刺激を行う。神経モニタリングを行いながら大腰筋内へダイレーターをゆっくりと進め，椎間板側方に達したらダイレーターをゆっくり360°回転し，周囲の神経叢の位置を確認する 図14 。運動神経の刺激閾値は2mA程度であり，それ以下である場合は運動神経に接している可能性が高いため，挿入ポイントを安全域であるところまで少しずつ前方へずらす。刺激閾値が前方では高く後方では低い場合は，腰神経叢が後方にあれば安全な挿入点であることを示している 図15 。安全な挿入点がみつかれば，再度X線透視でダイレーターの位置や方向を確認した後，ダイレーターを通してガイドピンを刺入する。同様の神経モニタリングを行いながら2本目，3本目のダイレーターを挿入し，経大腰筋的に安全な進入路を確保する。

> **コツ&注意　NEXUS view**
> 神経モニタリングにより腰神経叢の走行を確認することは有効な方法であるが，陰部大腿神経や腰神経叢は可能な限り直視下にて確認することが望ましい。

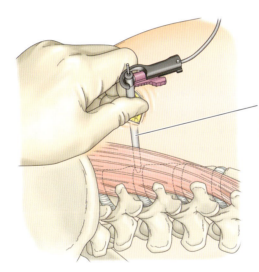

ダイレーターを挿入する際は腹側を指や自由鉤などで展開して十分にスペースを確保してから挿入することが望ましい

図14 ダイレーター挿入

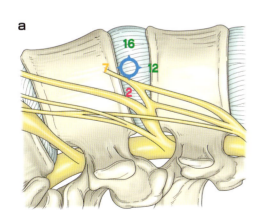
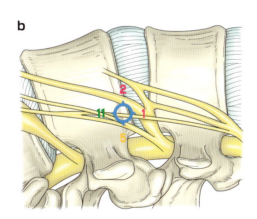

図15 ダイレーター刺激閾値による神経の走行位置

指向性刺激ダイレーターにて刺激域値が後方で低く，前方で高ければ後方に腰神経叢があり，安全な進入が可能である（a）が，前方で低い場合には腰神経叢内，あるいは前方に腰神経叢が存在するために進入はできない（b）。

ダイレーターの設置ができれば，3本目のダイレーターを通してXLIF専用のレトラクターを挿入する。レトラクター後方のブレード（センターブレード）の後面に刺激電極が付いているために神経モニタリングを行いながら挿入する。椎間板側方までレトラクターが挿入されればX線透視にて，ブレードが椎間板側面に垂直かつ椎間板と平行に挿入されていることを確認 図16 したうえで専用の支柱と連結する 図17 。レトラクターが正しく設置されれば，頭・尾側方向に1クリック，前後方向に2クリック，レトラクターを開き，ガイドピンは残したままダイレーターを抜去し光源を挿入する。ガイドピンとレトラクターの位置関係を目視で確認する。

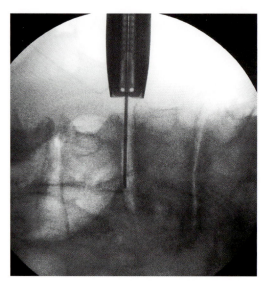
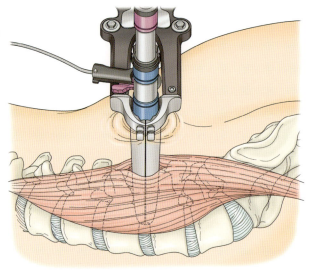

図16 透視によるレトラクター設置位置確認
レトラクターが正しく設置されているかどうかを透視にて確認する。透視でブレード先端の丸い穴がきちんと左右対称に見え，その間にガイドピンが挿入されていることを確認する。

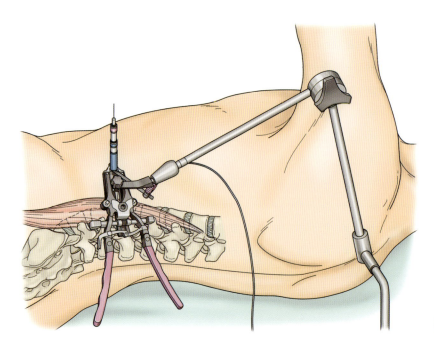

図17 レトラクター固定

レトラクターの位置が正しくなければいったん支柱との固定を緩めてガイドピンの位置を参照し，レトラクターの位置を調整する 図18．レトラクターが正しい位置に設置されれば，神経モニタリングの刺激用プローブにてセンターブレードのすぐ前方に神経がないかを確認し 図19，椎間板内にシムを挿入する 図20．

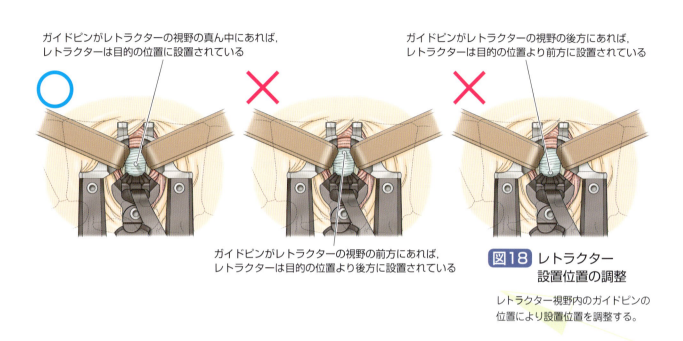

図18 レトラクター設置位置の調整

レトラクター視野内のガイドピンの位置により設置位置を調整する．

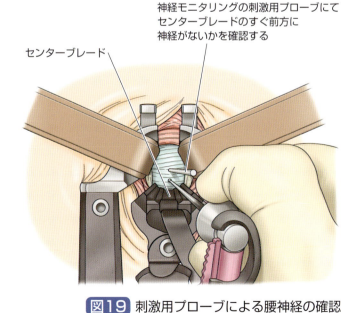

図19 刺激用プローブによる腰神経の確認

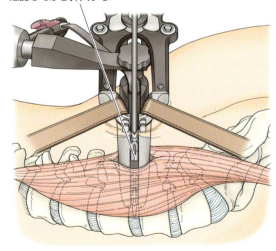

図20 椎間板へのシム挿入

シムでレトラクターが固定されれば，さらにレトラクターを広げ椎間板側方の視野を確認する。この際に多くの場合は椎間板外側に大腰筋の一部が残るため，専用のアンテリアレトラクターで残存した大腰筋を前方によける必要がある 図21 。

> **トラブル　NEXUS view**
> 過度にレトラクターを広げると，大腰筋や分節動脈の損傷の危険性があるために必要最小限にとどめる。

> **コツ&注意　NEXUS view**
> **挿入ポイントで神経モニタリングが危険域（4mA以下）を示す場合**
> ①体位の確認。前方へ傾いている（腹側へ回旋）と腰神経叢は相対的に前方に位置するため，手術台を調整して正しい側臥位に戻す。
> ②いろいろな原因で偽陽性を示すときもあるので，大腰筋を鈍的に分けて直視下にて椎間板側方を確認する。実際に神経が走行していれば，神経鉤などで後方へよけながら目的の位置にダイレーターやガイドピンを挿入する。しかし神経障害をきたす可能性があるので無理な操作は避ける。
> ③どうしても安全な挿入ポイントが確保できない場合は，XLIFを断念して後方経路腰椎椎体間固定術（posterior Lumbar interbody fusion；PLIF）や経椎間孔的腰椎椎体間固定術（transforaminal lumbar interbody fusion；TLIF）に切り替える。

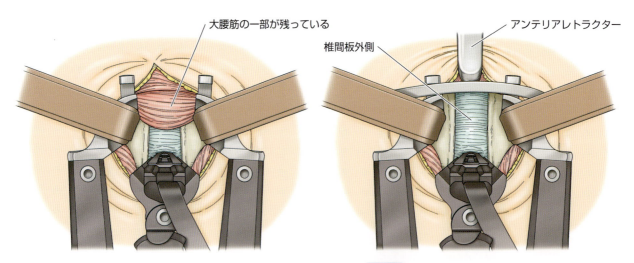

図21 アンテリアレトラクター

レトラクターにて開創しても多くの場合は大腰筋の一部が残るために，専用のアンテリアレトラクターで残存した大腰筋を前方によける。アンテリアレトラクターは過度に挿入すれば大血管損傷の危険性があるため必要最小限の挿入に留め，細心の注意を払って挿入する。

4　椎間板の切除とケージの挿入

　ケージ挿入のための十分なスペースが確保できたかを，ケージの前後径と同じサイズ（18mm）の専用の箱ノミにて確認し椎間板外側にマーキングする。尖刃で椎間板線維輪を切除し，続いて幅18mmのCobbを上下椎体の終板に沿って挿入し，線維輪や軟骨終板を切離して，対側の線維輪も切離する 図22 。対側線維輪切離は有効な椎間高整復のために必要な操作であるが，過度に貫通すれば神経・血管損傷の危険性もあるため，X線透視で確認しながら慎重に行う 図23 。

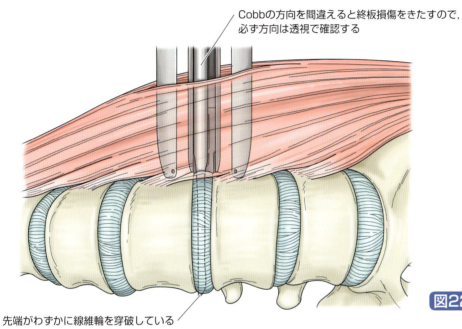

図22　Cobbによる線維輪や軟骨終板切離

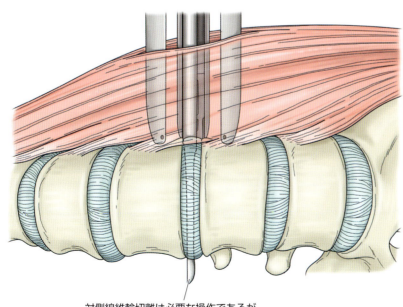

図23　Cobbによる対側線維輪切離

その後，パンチや鋭匙などを用いて椎間板切除や軟骨終板の掻爬を行い，ケージのトライアルを徐々に大きくしていくことで椎間高や冠状面の整復も行う 図24。

> **トラブル NEXUS view**
> ・効率よく椎間板の切除を行うのに専用の箱ノミは有効な器械であるが，椎間板前後径が小さい場合，箱ノミにて前縦靱帯を切離することもあるので，その使用はマーキング程度にとどめる。
> ・椎間高の整復がXLIF手術のキーポイントであるが，過度な整復は終板損傷や椎体骨折の原因となる。特に高齢者や骨粗鬆症を有する患者では，気付かないうちにトライアルが終板内に沈み込んでいることもあるので，術前から整復高を決めておく。

XLIFケージはかなり大型で，ケージ内に入れる多くの骨が必要である。XLIFを後方手術に先行させて行う場合は，局所骨がないために移植骨の採骨が必要となるが，XLIFでは手術創部の痛みはかなり少ないために，前方腸骨などから採骨した場合，むしろ採骨部の疼痛のほうが術後の愁訴となる。そのため著者らは患者の同意が得られれば同種骨を用いている。ケージ挿入に際して，移植骨のケージ外への漏出と挿入時の終板損傷を防ぐ目的に専用のスライダーをまずは挿入する。その後，X線透視正面像にて確認しながら，ケージを左右のスライダーの間へ滑り込ませてケージのインサーターを打ち込み，ケージを挿入する。

> **コツ&注意 NEXUS view**
> 通常，スライダーはケージが1/2を超えた程度で抜去したほうが抜きやすいが，終板が弱い場合や強い矯正力を加える場合などでは，対側の終板を保護する目的でケージが完全に挿入されるまで挿入しておく 図25。

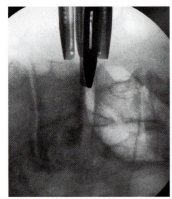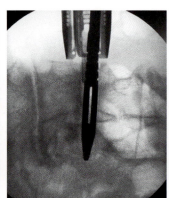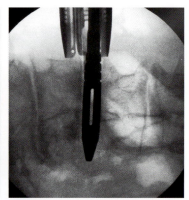

図24 ケージトライアルによる椎間高整復
ケージのトライアルを徐々に大きくし椎間高や冠状面の整復を行うが，過度な整復は終板損傷をきたすので注意する。

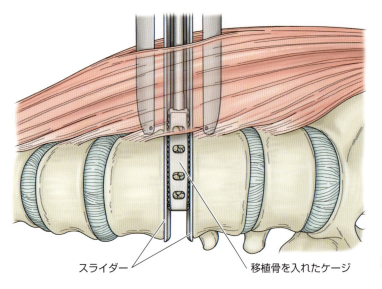

スライダー　　　移植骨を入れたケージ

図25 スライダーを用いたケージ挿入

ケージ挿入後，X線透視正面・側面像にてケージが正しい位置に挿入されていれば図26 直ちにシムを抜去し，後腹膜内の出血や腹膜損傷などがないことを確認してレトラクターを抜去する．出血は少量であることが多く，通常はドレーン留置は行わず，腹筋群は外腹斜筋筋膜のみ縫合して閉創するが，必要に応じて腹筋縫合やドレーン留置など行う．

> **コツ&注意　NEXUS view**
> 大腰筋障害や腰神経叢損傷は，レトラクターを拡張している時間に大きく影響されるため，この間の操作はできるだけ素早く行う．レトラクターを拡張してから抜去するまでの時間で25〜30分を超えないようにする．

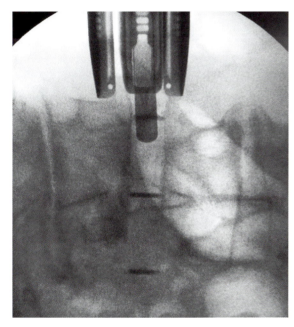
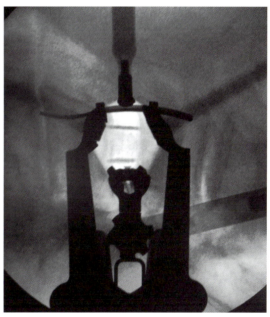

図26 X線透視によるケージ挿入位置の確認

5 後方固定，後療法

　術前の症状や画像にて間接除圧の適応と判断されれば，経皮的pedicle screw（PS）にて後方固定を行う．除圧が必要と判断されれば，オープン法によるPS固定と必要な除圧操作を行う．

　XLIFと経皮的PS固定による間接除圧では創部ドレーンは留置しないことが多く，術翌日（場合によっては当日）には硬性コルセットを着用して離床する．XLIFは経大腰筋アプローチであるために，進入側の大腿周囲症状（疼痛やしびれ，大腰筋筋力低下）を術直後には約30％以上に認める．そのほとんどは一過性で比較的短期に改善するが，術前の説明は必要である．

> **コツ&注意　NEXUS view**
>
> **間接除圧術の適応**
> ・椎間高の減少を認める2°までのすべり症
> ・安静時症状がないかごく軽度
> ・運動麻痺，馬尾症候群を認めない
> ・MRI画像：Schizas分類[7] Grade C以下

> **トラブル　NEXUS view**
>
> XLIFは小展開にて行うために術中分節静脈や尿管，腹膜損傷をきたしても，閉創時に確認できないこともある．そのモニタリングのためにドレーンを留置するのも1つの方法であり，また術後しばらくは血圧や腹膜刺激症状を注意深く観察する．

文献

1) Voyadzis JM, Felbaum D, Rhee J. The rising psoas sign：an analysis of preoperative imaging characteristics of aborted minimally invasive lateral interbody fusions at L4-5. J Neurosurg Spine 2014；20：531-7.
2) Elowitz EH, Yanni DS, Chwajol M, et al. Evaluation of indirect decompression of the lumbar spinal canal following minimally invasive lateral transpsoas interbody fusion：radiographic and outcome analysis. Minim Invasive Neurosurg 2011；54：201-6.
3) Oliveira L, Marchi L, Coutinho E, et al. A radiographic assessment of the ability of the extreme lateral interbody fusion procedure to indirectly decompress the neural elements. Spine（Phila Pa 1976）2010；35（26 Suppl）：S331-7.
4) Ozgur BM, Aryan HE, Pimenta L, et al. Extreme Lateral Interbody Fusion（XLIF）：a novel surgical technique for anterior lumbar interbody fusion. Spine J 2006；6：435-43.
5) 金村徳相. 側方経路腰椎椎体間固定（XLIF/OLIF）を用いた腰椎変性すべり症に対する手術治療. 整外Surg Tech 2014；4：570-81.
6) 金村徳相, 佐竹宏太郎, 山口英敏, ほか. 胸腰椎変性疾患に対するeXtreme lateral interbody fusion（XLIF）の可能性と限界. 脊椎脊髄ジャーナル 2015；28：485-94.
7) Schizas C, Theumann N, Burn A, et al. Qualitative grading of severity of lumbar spinal stenosis based on the morphology of the dural sac on magnetic resonance images. Spine（Phila Pa 1976）2010；35：1919-24.

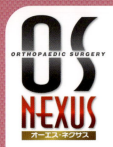

I. 低侵襲を支える匠のワザ
安全に行うOLIF

京都大学大学院医学研究科運動器機能再建学　藤林　俊介

Introduction

術前情報

近年，腰椎側方固定術（lateral interbody fusion；LIF）がその低侵襲性，間接的な神経除圧効果，強力な変形矯正力などから注目を集めている。LIFは従来から行われている後方経路腰椎椎体間固定術（posterior lumbar interbody fusion；PLIF）や経椎間孔的腰椎椎体間固定術（transforaminal lumbar interbody fusion；TLIF）に代わる術式と考えられている。

本項ではOLIFの術式を紹介するとともに，合併症を回避するさまざまなポイントならびに理想的なアライメントを獲得するための工夫を紹介する。

●OLIFの適応

LIFの適応疾患は，間接的除圧の効果に関していまだ不明な部分があるが，多くはPLIFやTLIFと重なる固定術の適応疾患と考えてよい。大きなケージを挿入することによる強力な冠状面ならびに矢状面の矯正効果を生かした成人脊柱変形手術への応用は有用である[1]。著者らは，①安静時の下肢痛，②下肢の麻痺，③膀胱直腸障害，④椎間板ヘルニアの合併などがある症例に対しては，従来法を選択している。LIFの適応高位は，L5/S1を除く腰椎部である。LIFには経大腰筋的に椎間板にアプローチするeXtreme Lateral Interbody Fusion（XLIF）と，大腰筋前縁から椎間板にアプローチするoblique lateral interbody fusion（OLIF）[2]がある。いずれの術式にも腰椎側方進入に伴うさまざまな合併症のリスクがあるが，著者らは大腰筋に対してより低侵襲で直視下に後腹膜腔を観察できるため，安全性が高いと考えられるOLIFを行っている。

●手術前の心得

術前にアプローチの可否，注意しなければならない椎体周囲臓器の位置関係などを十分に評価し，把握しておくことが重要である。①大腰筋の大きさ・位置や前方への張り出し，②大腰筋内の腰神経叢の位置，③腹部大血管の走行や分岐位置，④大腰筋と血管との間隙，⑤腎臓や尿管，下行結腸の位置などを，MRIやCTで確認する 。

手術進行

1. 手術体位
2. 皮切
3. 術野の展開
4. レベル確認
5. レトラクター設置
6. 椎間板郭清
7. ケージ挿入
8. レトラクター抜去
9. 閉創
10. 後方固定

> **コツ&注意　NEXUS view**
>
> 回旋変形を伴う脊柱変形症例では，対側の大血管が背側に偏位している場合があり，対側椎間板線維輪切離を透視下で行うOLIFでは注意を要する。
>
> **合併症に対する対策**
>
> 血管の破格などが疑われる場合は，造影CTでの評価も有効である。著者ら[3]が報告している二相性造影法を用いると，腹部動静脈，尿管と椎体や大腰筋の位置関係を三次元的に把握できる 図2 。

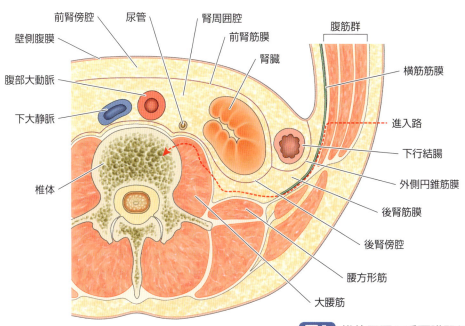

図1　椎体周囲の重要臓器ならびにOLIFの進入路

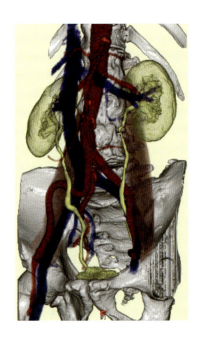

図2　造影CT

❶ 専用レトラクターを用いたmini-openで行う低侵襲な腰椎側方固定術。
❷ 椎間を整復することで得られる間接的な神経除圧効果。
❸ ligamentotaxisを用いた高い椎間安定性と変形矯正力。
❹ 大腰筋の前縁から侵入するため，神経モニタリングが不要。

手術手技

1 手術体位

右側アプローチでは下大静脈に近接したアプローチとなるため，左側の後腹膜手術の既往，解剖学的な異常がある症例を除き，左側アプローチを基本としている。X線透視のモニターを患者頭側，Cアームを患者背側に配置することで，Cアームの出し入れやX線透視下での手術操作がスムーズに行える 図3 。

> **コツ&注意　NEXUS view**
> - この術式はX線透視が非常に重要なので 図4 ，患者が手術台に対して正側臥位であることを確認し，手術中に移動しないように，体幹および殿部を幅広のテープを用いて手術台にしっかり固定する。
> - XLIFと異なりOLIFでは手術台のベンディングは必須ではないが，20°程度側屈させることで，L2/3レベルでは肋骨，L4/5レベルでは骨盤の干渉を軽減することができ，アプローチがしやすくなる。
>
> **合併症に対する対策**
> 回旋変形の強い脊柱変形症例においては術中にアプローチする椎間ごとに手術台を適宜，頭・尾側および左右に傾けるなどして，目的とする椎間板の前後側面での位置を確認することが，安全に手術を行ううえで重要である。

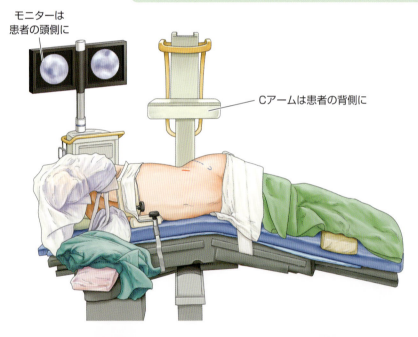

図3 患者のポジショニングならびに周辺機器の配置

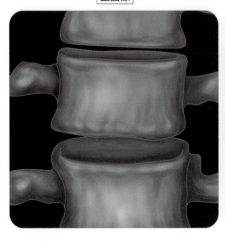
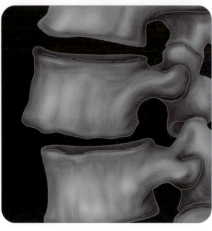

図4 透視での正面と側面の確認

2 皮切

基本的にはL2/3，L3/4，L4/5の3椎間へのアプローチが1つの皮切で可能である．術前にX線透視下に，椎体・椎間板・腸骨稜，肋骨先端の位置などを皮膚にマーキングしておく 図5 。皮切は目的とする椎間板レベルを中心に，椎体前縁から約3横指前方に約5cmの縦切開としている．

> **コツ&注意 NEXUS view**
>
> 約20～30°前側方から椎間板にアプローチすることになり，肋骨や骨盤の干渉を回避することができると同時に，大腰筋前縁の確認が容易となる．
>
> **合併症に対する対策**
>
> 肋骨によりアプローチが障害される症例においては，第11あるいは第12肋骨の先端部を一部切除する場合がある．

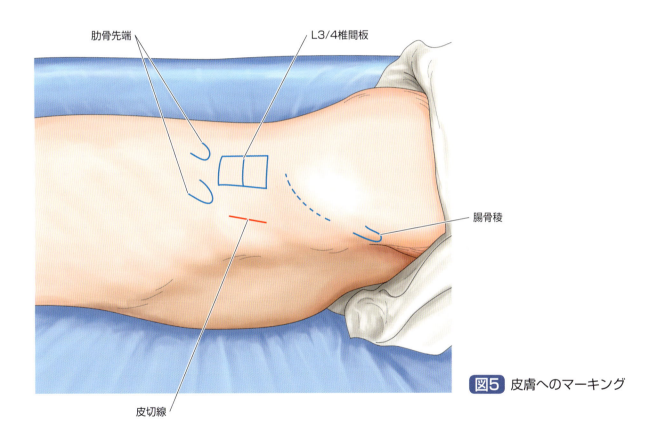

図5 皮膚へのマーキング

3 術野の展開

①外腹斜筋,②内腹斜筋,③腹横筋を筋線維方向に鈍的に展開すると,④横筋筋膜,そしてその直下に腹膜が透見できる 図6 。

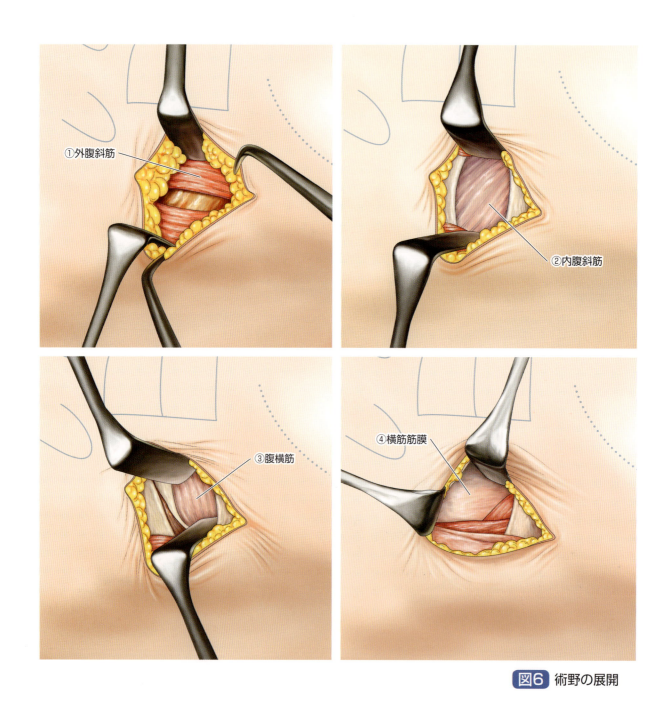

図6 術野の展開

後腹膜腔に進入後，用手的あるいはツッペル鉗子などを用いた愛護的操作で，脂肪組織とともに腹膜を前方に除け，専用のレトラクター（C-Harken）を用いて術野を確保し，大腰筋を展開する。このレベルの大腰筋の上には通常，陰部大腿神経が長軸方向に走行しているので直視下に確認し，損傷しないよう注意する 図7 。大腰筋前方の腹膜には，後腎筋膜に覆われた腎臓や尿管を確認することができる。また外側円錐筋膜に覆われた下行結腸が存在する。

　横筋筋膜および大腰筋筋膜を長軸方向に切開し，大腰筋の筋腹を露出させる 図8 。筋膜を前方に剥離して大腰筋前縁を確認する。この操作によって血管を含めた重要な後腹膜臓器すべてを，横筋筋膜ならびに大腰筋筋膜とともに前方に避けることができる。

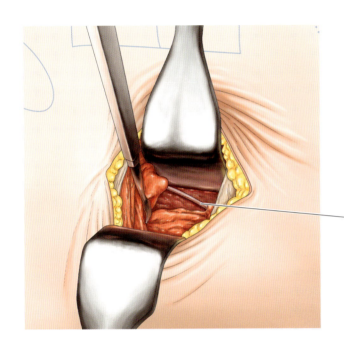

陰部大腿神経が大腰筋の上を長軸方向に走行している

図7 大腰筋と陰部大腿神経

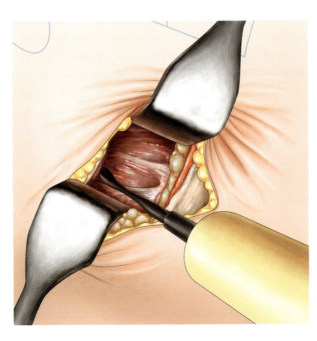

図8 大腰筋筋膜切開

> **コツ&注意** NEXUS view
>
> - 筋層間には腸骨下腹神経や腸骨鼠径神経などの知覚神経が走行しており，損傷のリスクがあるので電気メスによる焼灼は注意を要する．
> - 横筋筋膜をできるだけ背側の薄い部位で鈍的に切離し，後腹膜腔（後腎傍腔）に進入する 図9 。痩せた患者でも背側では後腹膜脂肪が存在するため，腹膜損傷のリスクを回避することができる．
>
> **合併症に対する対策**
> - 大腰筋の前方への張り出しの強い症例，いわゆるrising psoasにおいても大腰筋の前方部分を筋線維方向に鈍的に切離することにより，椎間板に容易にアプローチできる 図10 。また小腰筋の腱性部の張り出しの強い症例では，小腰筋と大腰筋との間から進入すると展開が容易となる．
> - OLIFでは大腰筋前縁からのアプローチを原則としているため，大腰筋内を走行する腰神経叢損傷のリスクは低く，通常は神経モニタリングを必要としない．

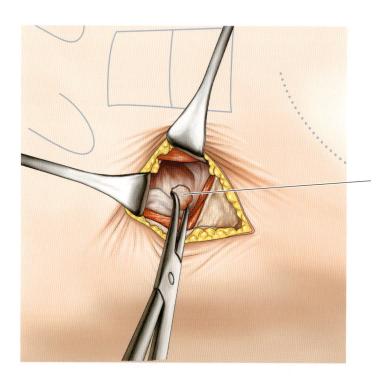

横筋筋膜をツッペルで鈍的に切離し，後腹膜の脂肪が露出する

図9 横筋筋膜の穿破

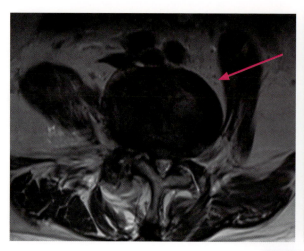 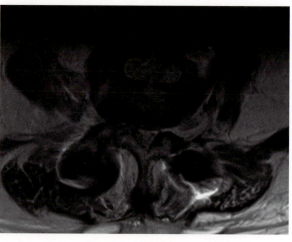

図10 Rising psoasにおける筋線維をsplitしたアプローチ

4 レベル確認

用手的に大腰筋前縁に椎間板の膨隆を確認する。確認した部位の大腰筋をツッペル鉗子などで鈍的に後方に剥離し，約1cm四方の椎間板を露出させる。マーカー針を椎間板に刺入し，X線透視にて目的とした椎間レベルであることを確認するとともに，前後での針の刺入部位が適切な部位であることを確認する 図11 。

> **コツ&注意 NEXUS view**
> OLIFでは大腰筋前縁がポータルとなるため，X線側面像では針の位置は椎体前縁からわずかに後方の位置となる。

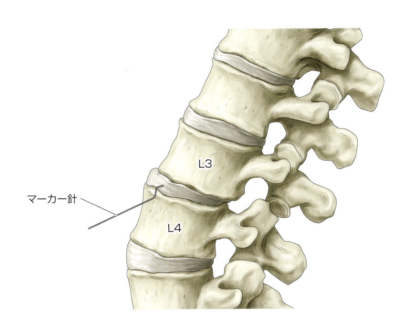

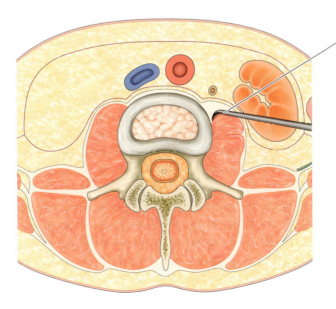

図11 椎間板のマーキング

5 レトラクター設置

　マーカー針の位置を参考にガイドワイヤーを椎間板に刺入し，それをガイドとして順次ダイレーターを挿入する。これらの操作の際にもOLIF専用レトラクターを設置して十分に術野を確保する 図12 。レトラクターが操作中に移動するのが最も危険なので，レトラクターは専用のスクリューを用いて椎体に確実に固定する。斜め前方からの挿入なので，ガイドワイヤーやレトラクター固定スクリューの挿入深度には注意を要する。

> **コツ&注意　NEXUS view**
>
> ・X線透視正面像でレトラクターが椎間板に平行かつ，側面像でレトラクター開口部が椎間板と同じ方向に設置されていることを確認する。
> ・設置の際にレトラクターブレードに周辺組織が巻き込まれないよう，十分に配慮する必要がある。通常，レトラクター設置が完了するまではC-Harkenによって確実に周囲組織を避けるようにしている。
> ・また骨棘形成が著しい症例においてはレトラクターの設置が困難となり，固定用スクリューが椎体中央部に挿入される場合があり，分節動脈損傷のリスクが高くなる。可及的に骨棘を切除し，適切な位置にレトラクターを設置し，分節動脈損傷のリスクを回避する。切除困難な場合はスクリュー抜去の際の出血に注意する。
>
> **合併症に対する対策**
> 　L4/5へのアプローチの際にはL5椎体側面に総腸骨静脈や腸腰静脈が走行している場合があるため，レトラクター固定用スクリューを尾側に挿入するのは危険であり，原則的にL4に挿入している。

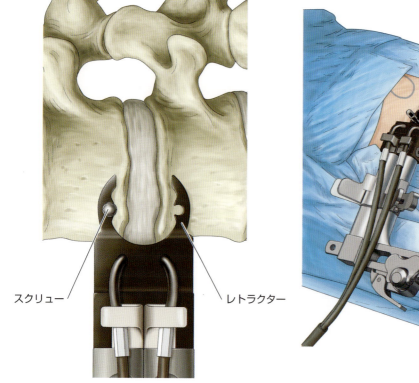
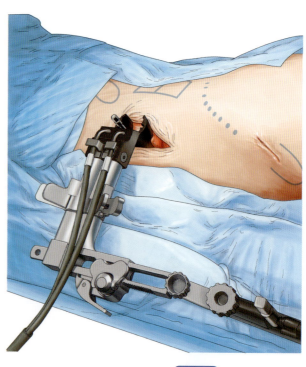

図12 レトラクター設置

6 椎間板郭清

マーキングした位置から背側に向けて椎間板線維輪を約1cm四方で切除し，ポータルを作製する．ポータルから椎間板内組織を掻爬・切除して，軟骨性終板を専用のCobb剥離子やリング状鋭匙を用いて切除し，骨性終板を完全に露出させることで骨移植母床を作製する．終板が陥凹している症例などでは，弯曲したCobb剥離子が有用である．また対側の線維輪を頭・尾側の椎体終板レベルで切離することで大きなケージの設置が可能となるが，この操作も対側の神経，血管，大腰筋などを損傷するリスクがあるため，X線透視をみながら慎重に行う 図13 ．対側の骨棘は矯正の妨げとなるため，可能な限り切離する．すべての手術器具は大腰筋前縁ポータルから斜めに椎間板腔に挿入するが，掻爬などの操作はすべて体軸に対して真横から行うことが重要である 図14 ．

> **コツ&注意 NEXUS view**
> ・軟骨性終板掻爬の際はX線透視を適宜用いて，骨性終板の損傷が生じていないことを確認する．
> ・OLIFでは斜め前方からの椎間板腔に進入し，体軸に対して真横から操作を行うが，この操作を怠ると，対側神経根や硬膜管などを損傷するリスクがある．
>
> **合併症に対する対策**
> ポータルの位置が前方寄りにある場合，Cobb剥離子による操作で前縦靱帯を損傷する危険性があるため，術中に前縦靱帯の位置を粘膜ベラなどで触知して確認しておく必要がある．

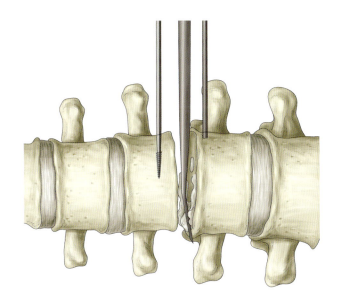

図13 対側の椎間板線維輪切離

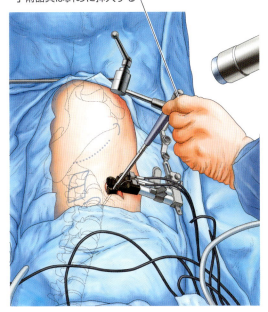
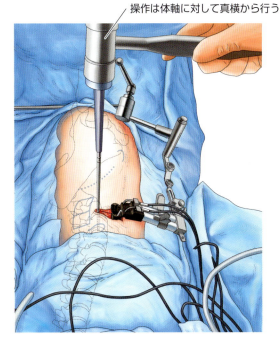

図14 斜めからの挿入から垂直の操作への移行

7 ケージ挿入

トライアルを椎体間が安定化する高さまで順次挿入し，ケージのサイズを決定する．この操作の際にもX線透視を適宜行い，椎体終板の損傷が生じていないことを確認する．ケージ幅の選択は椎体終板横径を目安にして選択する．横径の大きなケージを挿入することで変形矯正および高い椎間安定性を獲得することができる．トライアルの挿入位置が側面・正面ともに至適位置にあることをX線透視で確認する 図15．ケージ内部に十分量の移植骨を充填し，椎体間に挿入する 図16．この際もケージが体軸に対し真横に挿入されていることを確認する．

> **コツ&注意　NEXUS view**
> - 過度に高いケージを挿入すると，椎体終板への沈み込みや前縦靱帯断裂を生じる可能性がある．
> - ケージの理想的な挿入位置は，理論的には椎間板腔の前方である．前方設置することが局所前弯を獲得するためには有利となる[4]．しかし，過度な前方設置は前縦靱帯断裂や対側の血管損傷のリスクが高くなるので，注意を要する．
>
> **合併症に対する対策**
> 　至適位置に挿入されていない場合は椎間板ポータルを作り直す，あるいは椎間板内掻爬を再度行うなどの追加操作を行い，トライアルの適切な位置への設置に努める．

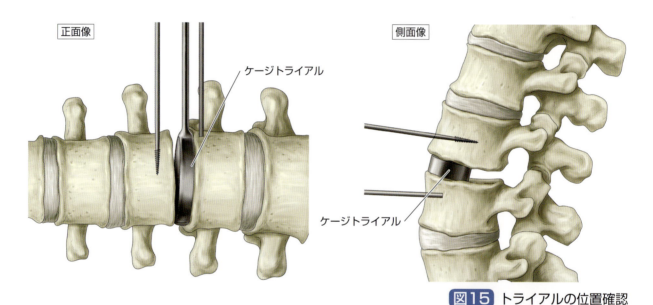

図15 トライアルの位置確認

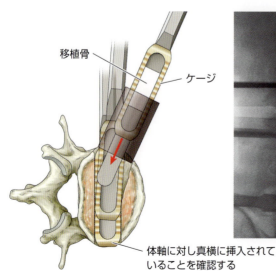
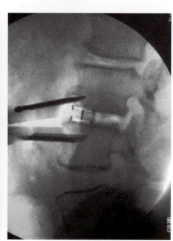

図16 ケージの設置

8 レトラクター抜去

レトラクター固定用スクリューを抜去し，スクリュー挿入孔からの出血がある場合は骨ロウなどで適宜止血する。

> **コツ&注意　NEXUS view**
> レトラクターを抜去する前にC-Harkenを挿入して，レトラクター抜去時の出血や周辺組織の巻き込みなどに対応できるようにしておく。
> **合併症に対する対策**
> 骨棘形成の著しい症例などではスクリューが分節動脈付近に挿入されている場合があり，抜去に伴い分節動脈からの出血を認めることがあるが，C-Harkenによって十分な術野を確保しておけば，不意の出血にも冷静に対応することができる。

9 閉創

周辺組織の損傷や出血がないことを確認し，腹横筋，内腹斜筋，外腹斜筋をそれぞれラフに修復し，皮下組織，皮膚を縫合して側方手術を終了とする。通常OLIFでは死腔が生じないため，ドレナージチューブの留置は不要である。

> **コツ&注意　NEXUS view**
> 腹筋群は層ごとに確実に修復する。この操作を怠ると腹壁ヘルニアを生じる。
> **合併症に対する対策**
> 掻爬した椎体終板などからの出血を認める場合は，ケージ挿入部に止血剤を充填し，完全に止血することで術後の後腹膜血腫を予防して，適宜ドレナージチューブを留置する。

10 後方固定

通常，後方固定は経皮的椎弓根スクリューシステムを用いる。後方への骨移植は行わない。通常，変性後側弯症の矯正手術の場合の後方固定はオープンで行っている。胸椎部は下関節突起の切除，腰椎部はPonte骨切りを行い，至適なアライメントを獲得するためにさらに矯正操作を加える。

> **コツ&注意　NEXUS view**
> 前方に大きなケージが設置されると，後方からのcompression forceをさらにかけることが困難であり，過度なcompression forceはケージの椎体終板への沈み込みの原因となるので，通常は*in situ*での固定としている。

文献

1) 藤林俊介, 大槻文悟, 木村浩明, ほか. OLIFを用いた成人脊柱変形矯正. J Spine Res 2015；6：380.
2) Fujibayashi S, et al. Effect of indirect neural decompression through oblique lateral interbody fusion for degenerative lumbar disease. Spine（Phila Pa 1976） 2015；40：E175-82.
3) Fujibayashi S, et al. Preoperative assessment of the ureter with dual-phase contrast-enhanced computed tomography for lateral lumbar interbody fusion procedures. J Orthop Sci 2017 Feb 12. [Epub ahead of the print]
4) 大槻文悟, 藤林俊介, 木村浩明, ほか. Lateral Lumbar Interbody Fusionを用いた後弯矯正－獲得局所前弯角の予測－. J Spine Res 2015；6：445.

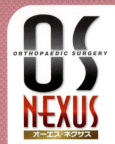

I. 低侵襲を支える匠のワザ

椎体形成術
PMMA骨セメント，CPC，HAブロックの各種特徴

高知大学医学部整形外科学　**武政　龍一**

Introduction

術前情報

●椎体形成術の基本的な考え方

　椎体形成術は椎体内に各種補填剤［polymethylmethacrylate（PMMA）骨セメント，calcium phosphate cement（CPC）およびハイドロキシアパタイト（hydoroxyapatite；HA）ブロックなど］を充填することで，骨折による椎体内の不安定性を即時的に解消し，疼痛の緩和効果を得る最小侵襲手技である．それと同時に椎体の圧潰変形を矯正できるため，骨折による局所後弯の形成を最小化する効果も期待できる．各種の補填剤の違いにより行われる手術手技が異なるため，それぞれの材料特性を十分考慮した手術手技で行う必要がある．

●各種補填剤の特徴

・PMMA骨セメント

　最も広く用いられている補填剤である．わが国では，バルーン椎体形成術（balloon kyphoplasty；BKP）で，骨折椎体内に形成した骨腔にPMMA骨セメントを充填する手技が一般的である．PMMA骨セメントは硬化時に高い重合熱が発生することにより，周囲の神経への熱障害や周囲の骨に対する悪影響が危惧されるが，通常の手技ではこれまで大きな問題は生じていない．椎体内充填時，PMMA骨セメントは流動性があるので，粘稠度が低い状態で過度の圧入を行うと，容易に椎体内静脈や骨欠損部から椎体外へ漏洩するので注意すべきである．しかし本剤は安価であり，十数分で硬化が完了するため手術終了時には骨折部の安定化が図られており使いやすい．問題は，剛性が高すぎて隣接椎体骨折を惹起するリスクがあることや，生体にとっては異物であり周囲の骨とは決して癒合しないことが挙げられる．

　骨折椎体内ではPMMA骨セメントはメカニカルに周囲骨とインターロッキングしながら荷重を支えることで骨折椎体を安定化させる．

・CPC

　水和反応にて非発熱性に自己硬化しながらHAに組成を変えるペースト状生体活性セメントである．周囲の骨組織とは化学的に直接結合する能力を有し，骨親和性が高く，長期的にも異物反応は発生しない．CPCは最大圧縮強度に至るまでに8時間を要し，血液と混合すると自己硬化反応が妨げられ，圧縮強度が低下するリスクがある．CPCも椎体内充填時は流動性があるので，粘稠度を高めて使用する必要がある．

・HAブロック

　長さ5mmでその1面が傾斜した直方体形状をしたブロックである．HAは骨伝導能を有する人工骨であり，気孔率は30％である．手術では多数のブロックを椎体内に密に充填するが，固形であるため，静脈へ漏れる心配はない．しかし敷き詰めていく際に骨折部に骨欠損が

手術進行

CPCを用いた椎体形成術の手術手技
1. 体位の工夫による椎体変形の矯正
2. 皮切，展開
3. 椎弓根孔の作製
4. 骨腔の作製－掻爬およびラスピング
5. 終板の開大による整復処置の追加
6. 生理食塩水によるフラッシング
7. 骨腔造影
8. CPCの練和
9. CPCの充填
10. 洗浄と閉創
11. 後療法

HAブロックを用いた椎体形成術の手術手技
1. 海綿骨の前方押し出し
2. HAブロックの充填

あると，そこから椎体外へ押し出されるように逸脱することがある。耐荷重性や骨折部を即時安定化する効果ではセメントと比べ不安があり，術直後の椎体高の整復が徐々に失われる傾向にあるが，衝撃を吸収して隣接椎体骨折が比較的生じにくい可能性がある。

● 適応と禁忌

保存療法に抵抗する骨粗鬆症性椎体骨折が適応となる。具体的には，進行性の椎体圧潰や，疼痛管理が困難でADLに多大な支障をきたす亜急性期の骨折，あるいは遷延治癒や偽関節などの骨癒合不全となり腰背部痛が遷延する場合など多岐にわたる。

椎体形成術は，椎体後壁の神経圧迫が主因と考えられる神経麻痺合併例には，それ単独では適応がなく，癒合した陳旧性椎体骨折にも適応はない。また，感染や易出血性状態に対しては禁忌となる。

なお，しばしば合併している脊柱後弯が腰背部痛の主体である場合は，骨折による体動時痛は緩和されても後弯による腰背部痛は術後も遺残するため，術前に丁寧な説明が必要である。

術前準備

術後に使用する半硬性体幹装具（十分な長さを有するもの）を作製しておく。

● 麻酔

全身麻酔で行う。

● 手術体位

4点支持フレームなどを用いた腹臥位で行う。椎体形成術が適応となる骨折椎体には骨折部可動性が存在する。すなわち，立位や座位で圧潰した椎体も，仰臥位ではある程度整復される 図1 。股関節は中間位まで十分伸展させ骨盤を前傾させることで，骨折部の可動性に応じた整復位が得られる。

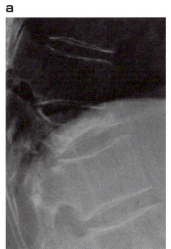
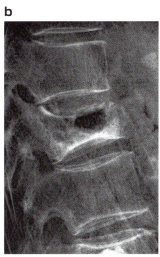
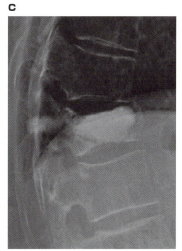

図1 骨折椎体における骨折部可動性

椎体形成術が適応となる骨折椎体には骨折部可動性が存在する。すなわち，立位や座位で圧潰した椎体も仰臥位ではある程度整復され，椎体形成術にて変形も矯正される（本例はCPC椎体形成術）。

a：術前立位
b：術前仰臥位
c：術後立位

> **コツ&注意　NEXUS view**
>
> 手術体位はきわめて重要である。股関節を十分伸展させて中間位をとることで，椎体は術前検査時の仰臥位における整復位まで整復される 図2 。術前仰臥位までの整復は決して過度の整復ではない。整復不良であった場合，術後患者が仰臥位をとったときに，固まったセメントと骨との境界に間隙が生じる場合があり，術後も不安定性が残存することになる。

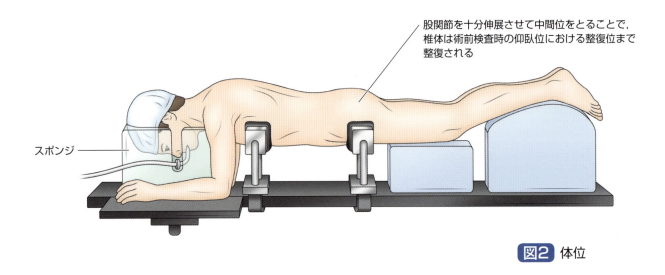

図2 体位

❶股関節を十分伸展させ中間位とすることで体位による椎体骨折変形の整復を行う。
❷術前の各種画像検査でどんな範囲にどのように補填剤を充填するか計画を立て，そのための骨腔を椎体内に形成できるように器具の挿入角度や深さを調節する。
❸X線透視を正面側面像ともに斜位にならないよう正確にセッティングする。
❹各種補填剤の特徴をよく理解し，それぞれの材料特性を十分考慮した手術手技で実施する。

手術手技

　PMMA骨セメントを用いたBKP法は手術手技パンフレットが出回っているため割愛する。CPC法とHAブロック法について解説する。

CPCを用いた椎体形成術の手術手技

1 体位の工夫による椎体変形の矯正

　骨折椎体の骨折部可動性を最大限利用して，4点支持フレームで体位を工夫することにより，椎体楔状変形を可及的に整復する 図2 。

> **コツ&注意 NEXUS view**
> 骨盤を軽く尾側へ牽引しながら股関節をクッションなどで中間位まで伸展させることが，整復操作のポイントとなる。

> **コツ&注意 NEXUS view**
> 体位とともにX線透視像を適切に調整する。正面像では椎体終板がなるべく直線になるように，側面像でも左右の椎弓根像が重なり合うようにCアームの角度を調節する。

2 皮切，展開

　X線透視正面像をみて椎弓根直上に約2.5cmの小切開を加え，MED（micro endoscopic discectomy）手術で使用するダイレーターで段階的に創部を開大し，直径18mmのX線透過性円筒レトラクターを2つ設置する 図3 。

> **コツ&注意 NEXUS view**
> ポータルを2つ設置するbiportal法では，専用の手術器材があると便利であるが，CPCとセットで基本手術器材が貸し出されている。

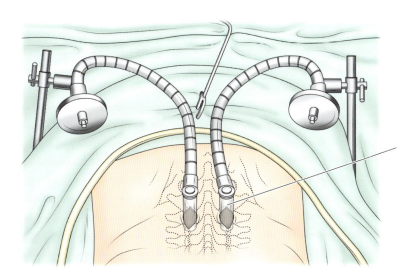

直径18mmのX線透過性円筒レトラクターを2つ設置し，フレキシブルアームを介して支柱に連結する

図3 レトラクターの設置

3 椎弓根孔の作製

　X線透視を用いてオウルを椎弓根外側縁から挿入し，椎弓根内側壁を穿破しないように注意しながら体位整復で形成される椎体内の骨折部間隙（クレフト）まで挿入する。次に溝が付いた椎弓根孔ダイレーターをツイストさせて，椎弓根孔を十分拡大する。これにてポータル内と椎体内骨腔は，十分な大きさの孔を介して完全に交通する図4。

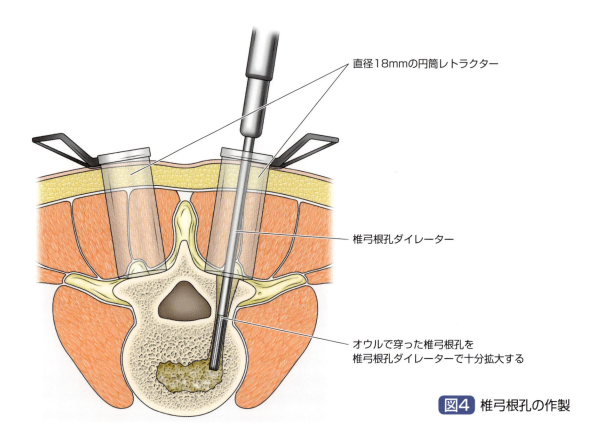

直径18mmの円筒レトラクター

椎弓根孔ダイレーター

オウルで穿った椎弓根孔を椎弓根孔ダイレーターで十分拡大する

図4 椎弓根孔の作製

椎体形成術

4 骨腔の作製－掻爬およびラスピング

偽関節などで骨折部に瘢痕・壊死組織があれば，まずストレート，次にカーブした鋭匙鉗子で，まず大雑把に掻爬摘出する。最後にラスプで骨腔の内面を新鮮化しながら骨腔を拡大する 図5 。これにより新鮮化した骨腔内面とCPCが直接コンタクトする状態となる。椎体後壁骨片の脊柱管内突出を避けるため，椎体後壁に近い部分の掻爬は行わない。

> **コツ&注意 NEXUS view**
> ・急性期を過ぎた骨癒合不全や椎体偽関節部には，瘢痕肉芽組織や壊死骨が豊富に存在する。これらの組織内にPMMA骨セメントやCPCが挿入されても十分なロッキング固定性は得られず，後の脱転の原因となる。従って骨とCPCが直接結合するためには，骨腔の適切な掻爬・ラスピングが重要である。
> ・前側壁の骨欠損があっても，通常前縦靭帯を含む軟部組織で被覆されているのでそれを穿破しないかぎり，セメントの漏洩は発生しない。

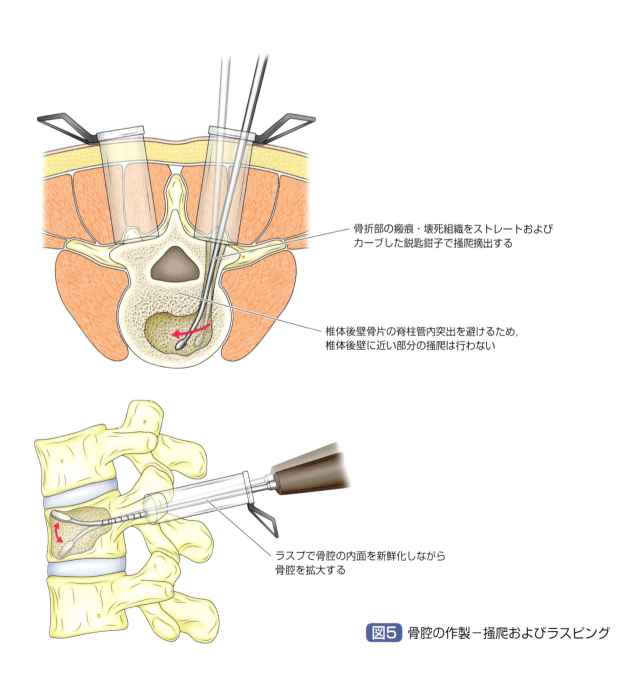

図5 骨腔の作製－掻爬およびラスピング

5 終板の開大による整復処置の追加

ラスプや終板エレベーターを用いて，椎体終板を頭・尾側方向に開大させ，さらなる整復を試みる 図6 。骨粗鬆症のため終板は脆いので，整復は慎重に行う。

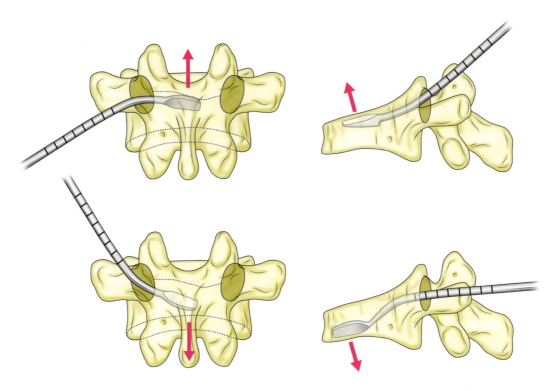

ラスプや終板エレベーターを用いて，椎体終板を頭・尾側方向に開大させ，さらなる整復を試みる。骨粗鬆症のため終板は脆いので，整復は慎重に行う。

図6 終板の開大による整復処置の追加

6 生理食塩水によるフラッシング

搔爬やラスピングにより骨腔内部に貯留したdebrisや血餅を除去するために，カテーテルチップシリンジにて椎体内骨腔に生理食塩水を勢いよく注入して灌流させ，繰り返しフラッシングする。これにて大量のdebrisが対側の椎弓根孔から溢れ出る水流とともに勢いよく外に排出される 図7 。さらに髄核鉗子で骨腔内に残るdebrisを完全に摘出する。この操作を繰り返し行い，骨腔内にCPCの充填を妨げるものがまったくない空虚な空間を形成する。

> **コツ&注意 NEXUS view**
> 骨腔内に残存する瘢痕や血餅などの障害物がなくなれば，通常フラッシング操作で生理食塩水は勢いよく対側骨孔から吹き出てくる。水流の勢いが弱い場合にはどこかに流通を妨げる何かが遺残していると判断し，搔爬，ラスピング，フラッシングを追加する。

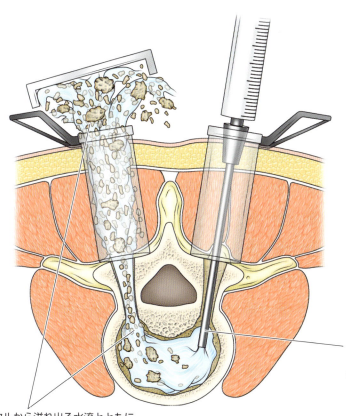

対側のポータルから溢れ出る水流とともに大量のdebrisが排出される

debrisや血餅を除去するために，カテーテルチップシリンジにて椎体内骨腔に生理食塩水を勢いよく注入して繰り返しフラッシングする

図7 生理食塩水によるフラッシング

7 骨腔造影

　1/2に希釈した造影剤を骨腔に注入し，骨腔の広がりが適切であるかどうか，椎体外に漏れがないかどうかをチェックする．骨腔形成が不十分なら再びラスピング処置を追加する．造影剤を入れなくても，X線透視で骨腔の形態は貯留液を吸引した際のair像として大まかに確認できる．

> **コツ&注意　NEXUS view**
>
> 　BKPによる骨腔形成操作では，骨欠損部や骨折粉砕部などの抵抗減弱部に向かって不均一にバルーンが膨らみやすく，必ずしも思い通りの骨腔形成ができるわけではない．ラスピングによる骨腔形成は，骨腔作製の自由度がきわめて高く，意図した部位に思い通りの骨腔を形成することができるのが利点である．

8 CPCの練和

　CPCの粉体を練和容器に入れ，それに溶解液を注入してヘラで十分に両者を練和する．この間，麻酔医には一時的に低血圧処置を依頼して骨髄出血をできるだけ抑制する．また助手にはCPC充填を妨げる骨腔内の血腫形成を予防するため，ゆっくりとフラッシングを継続してもらう．その際，約42℃に温めた生理食塩水を用いているが，その理由は骨腔内の温度を少しでも上昇させ，CPCの硬化反応を促進して，強度の立ち上がりを改善することにある．少しカーブさせたCPC充填用ノズルを専用シリンジにセットし，粘稠度を高めたCPCを内部に充填して専用セメントガンにセットする．

> **コツ&注意　NEXUS view**
>
> 　CPC粉体と溶解液との混合比は，最大圧縮強度やセメントの粘稠度を決定する．椎体形成術では高い粘稠度で，硬化後の圧縮強度が高くなる高粉/液比を選択する．約1分30秒～2分弱かけてしっかり練和する．この高粉/液比で作製するペースト状CPCは容器内でも流動しない程度の高い粘稠度となり，椎体内静脈には漏洩しない．

9 CPCの充填

　骨腔内に貯留する生理食塩水や血液などを吸引管で完全に吸引排出する。次いでX線透視下にカーブさせたCPC充填用ノズルの先端を骨腔の最深部に設置する。そこにCPCを置いてくる感覚にて充填を行う 図8 。CPCは骨腔最深部から骨腔を満たしながら充填され，やがて反対側の椎弓根孔から溢れ出てくるので，それを確認したらノズルを少しずつ引き抜きつつ，ノズル挿入側の未充填部もCPCで満たす。これにて椎体前方荷重部に一塊となるCPC硬化体を形成する。

> **コツ&注意　NEXUS view**
>
> 　CPC充填用ノズル先端は必ず骨腔最深部までもって行って充填を開始する。そうすれば，たとえ少量の貯留血液があっても，それとCPCが混じり合うことなく，貯留血液を押し出しながら骨腔をCPCで満たすことが可能となる。これにより血液混入による圧縮強度の損失を防ぐことができる。通常5〜10秒程度でCPC充填は完了となる。

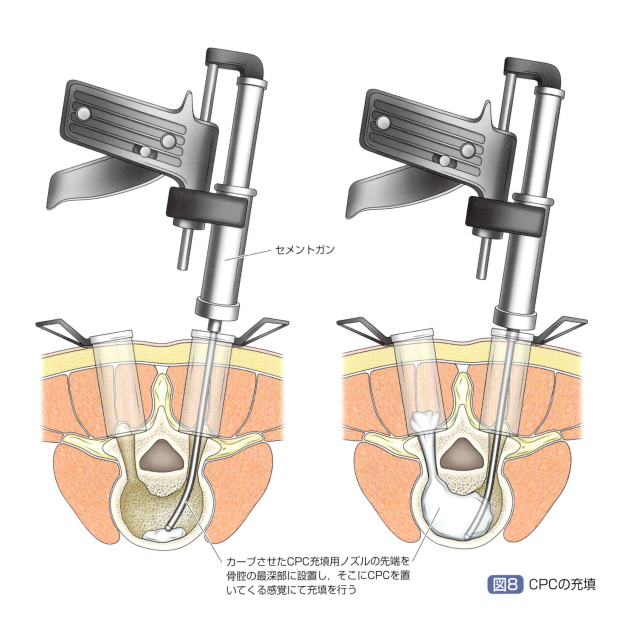

セメントガン

カーブさせたCPC充填用ノズルの先端を骨腔の最深部に設置し，そこにCPCを置いてくる感覚にて充填を行う

図8　CPCの充填

> **コツ&注意 NEXUS view**
>
> 椎体内の骨腔と，両側椎弓根孔を介する両側ポータル内の空間が完全に交通すれば，内部は大気圧と等しい状態となり，この状態で片側椎弓根からセメントガンで高粘稠度CPCを充填しても，対側に開通する椎弓根孔が圧抜き孔として作用するため，セメント充填時に骨腔の内圧はほとんど上昇しない。そのためセメントの漏れがきわめて生じにくく，安全性は向上する。こうすれば，たとえ後壁損傷があっても後壁から脊柱管内にCPCが漏れる心配はない 図9 。

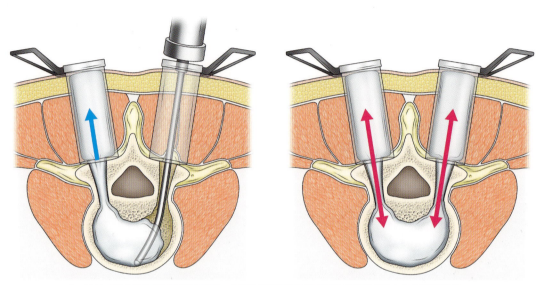

セメントガンでCPCを充填する際，対側に開通する椎弓根孔が圧抜き孔として作用する。

図9 ポータルと骨腔の十分な交通

10 洗浄と閉創

温めた生理食塩水で余分なCPCを洗い流し，固形化するまで創を洗浄しながら待機する。数分で固形化したのを確かめてから閉創する。

手術時間は45～70分，出血量は20～30mL以内である。

11 後療法

術後8時間はベッド上で荷重をかけずに臥床安静とし，以後半硬性体幹装具を用いて離床する。隣接椎体骨折発生予防を兼ねて，術後3カ月は少なくとも装具固定とし，重量物挙上や過度の前屈動作は避ける指導を行い，可能であれば積極的にテリパラチドによる骨粗鬆症治療を術前から導入し，術後も継続する。

HAブロックを用いた椎体形成術の手術手技

1 海綿骨の前方押し出し

椎弓根にブロック挿入孔を作製後，インパクターで椎体後方から中央部にかけて存在する海綿骨を椎体前方部に押し出す操作を繰り返し行うことで，骨折部の整復と椎体前側方部の骨壁を補強する 図10。これにより生じた椎体内骨腔にHAブロックを充填する。

> **コツ&注意 NEXUS view**
>
> この操作で椎体前方部に骨の厚い壁が形成されると，それが骨癒合して最終的に椎体が安定化する。椎体内の掻爬は行わない。椎体内に海綿骨の残存が少ない高度の圧潰例ではこの操作が不十分となるため，海綿骨が多く残存する比較的早期の骨折がよい適応となる。逆にアリゲーターマウスとなっているような前側壁骨欠損例はブロックが椎体外へ逸脱するため支持性が確保できず，CPCと併用するハイブリッド法を選択する必要がある。

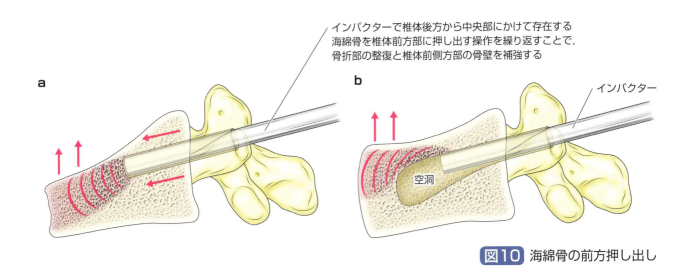

図10 海綿骨の前方押し出し

2 HAブロックの充填

インサーターを椎体内に挿入し，それをしっかりと把持しておきながら，HAブロックを3～4本ずつ充填し，それをインパクターで打ち込む操作を繰り返す。その際，椎体中央部にブロックの密な塊を形成するイメージで行う 図11 。最後にHAプラグで挿入口を閉鎖する。

> **コツ&注意 NEXUS view**
>
> インパクターでブロックを打ち込む際，ハンマーで強く叩きすぎると前方の骨壁を穿破することがあるので，打ち込み時の抵抗を手で感じつつ注意して行う。通常HAブロックは15～40ケース程度必要である。

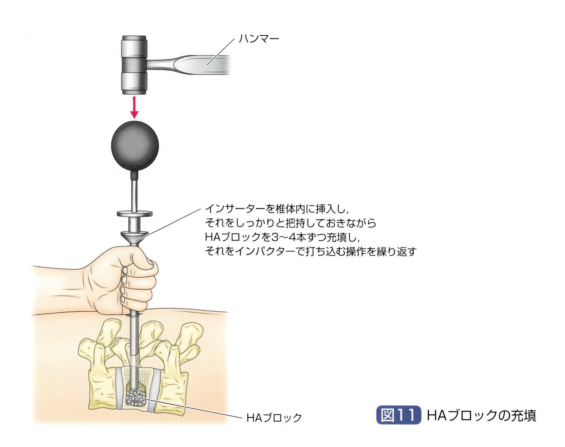

図11 HAブロックの充填

文献

1) 徳橋泰明編. 椎体形成術 現在とこれから. 東京：南江堂；2012.
2) 武政龍一. リン酸カルシウムセメントを用いた椎体形成術. カラーアトラス 脊椎・脊髄外科. 山下敏彦編. 東京：中外医学社；2013. p423-36.
3) 武政龍一. 骨粗鬆症性椎体圧潰に対するCPC椎体形成術. OS NOW Instruction No.18. 馬場久敏, ほか編. 東京：メジカルビュー社；2011. p140-6.
4) 武政龍一. 骨粗鬆症性椎体骨折に対するCPCを用いた椎体形成術. 整形外科手術手技 新・私の奥義シリーズ14 DVD Video. 守屋秀繁, 糸満盛憲, 星野雄一, 企画. 東京：久光製薬・協和企画；2009.
5) Kiyasu K, Takemasa R, Ikeuchi M, et al. Differential blood contamination levels and powder-liquid ratios can affect the compressive strength of calcium phosphate cement（CPC）：a study using a transpedicular vertebroplasty model. Eur Spine J 2013；22：1643-9.

大侵襲を支える匠のワザ

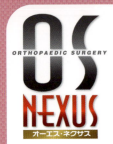

II. 大侵襲を支える匠のワザ

骨切り術：pedicle subtraction osteotomy（PSO）

浜松医科大学整形外科学　**大和　　雄**
浜松医科大学整形外科学　**松山　幸弘**

Introduction

術前情報

●適応

　pedicle subtraction osteotomy（PSO）は後弯矯正を目的とした脊椎椎体のclosing wedge osteotomyであり，脊椎の後方を短縮することで矯正する手技である[1]。適応は，①側弯の有無，②可動性の有無，③椎体自体の変形など，脊柱変形の形態によって決める。著者らは椎体変形が軽度で可動性の乏しい硬い後弯変形や，椎体変形が高度だが椎体の一部を前方支柱再建に使用できる場合に適応している。手術は神経合併症を防ぐために脊髄モニタリング下に施行する。できれば運動誘発電位（motor evoked potential；MEP）や体性感覚誘発電位（somatosensory evoked potential；SSEP）などを組み合わせたmultimodal monitoringがよい。

●麻酔

　全身麻酔だが，脊髄モニタリングを使用するために静脈麻酔で行う。また，出血のコントロールのために，できるだけ低血圧麻酔とする。また，長時間の手術では術中に血中フィブリノゲン値をチェックし，出血傾向が確認されれば新鮮凍結血漿を投与する。

●体位

　4点架台を使用して腹臥位とし，腹部が圧迫されていないことを確認する。体位による矯正は行っていないが，股関節は伸展位とする。

●手術計画

　骨切りを行うレベルは，基本的に後弯の頂椎の尾側椎である。例えば，L3/4レベルで局所後弯が強ければL4のPSOを行う。また，PSOの尾側椎間には必ず椎体間固定を行うことで，骨切り部がloose bodyにならないようにする。また，PSOには種々のバリエーションが報告されている。著者らはSchwabら[2]の脊椎骨切り分類でGrade 4に当たる，Lehmarら[3]の報告したSteffeの骨切り（頭側椎間板まで切除する術式）を行っている 図1 。しかし，1つの方法にとらわれずに変形の形態に応じて使い分けるとよい。

手術進行

1. 皮切，展開
2. 椎弓切除，スクリュー設置
3. 椎体骨切り
　　・後方要素切除
　　・椎体掘削
　　・椎体外壁の切除
　　・椎体後壁切除
4. 矯正操作
5. 椎体間固定，スクリュー間圧迫およびロッド補強

骨切り術：pedicle subtraction osteotomy（PSO）

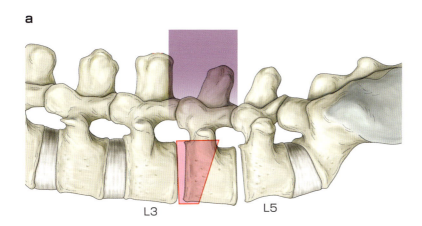

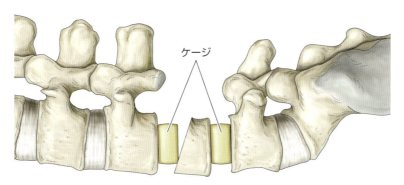

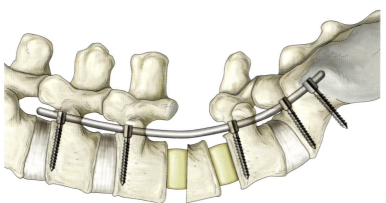

図1 術式概要
a：骨切り範囲
b：ケージの挿入
c：矯正後

❶ 大きく展開することでより安全に椎体骨切りや矯正が行え，神経合併症発生も低減できる。
❷ 骨切り部にケージを挿入することで矯正の角度を調整し，硬膜管の過度の短縮を防ぐ。
❸ 骨切り椎体の遠位の椎間板を掻爬し，椎体間固定を行うことで骨切り部が遊離した状態にならず，固定性や骨癒合に有利である。

127

手術手技（腰椎 L4 への PSO を想定）

1 皮切，展開

棘突起上の正中縦皮切を置く。後の矯正操作を行いやすくするために，展開は固定範囲の一椎弓上位まで行う。ただし，椎間関節を損傷しないように注意が必要である。PSO施行レベルの外側の展開は，胸椎レベルでは肋骨角まで，腰椎レベルでは横突起の外縁まで行う。十分に止血を行いながら素早く展開を行い，展開終了時にはほとんど出血がない状態とする。

2 椎弓切除，スクリュー設置 図2

椎弓根スクリューは，フリーハンドで骨切り椎体以外に挿入する。仙骨までの固定には腸骨スクリューを使用している。十分に展開しておき，腸骨の外板を触知することで腸骨の形態を確認し，頭・尾側方向は仙骨の後方面に垂直に挿入する（S1スクリューの頭・尾側傾きとほぼ同等）。

> **コツ&注意 NEXUS view**
> ロッド折損の予防のためにアディショナルロッド（3〜4本ロッド）を追加することを考慮し，腸骨スクリューの挿入位置を決定する。S1スクリューヘッドと腸骨スクリューヘッドとの間にスペースがないと，後でアディショナルロッドを接続できなくなる。

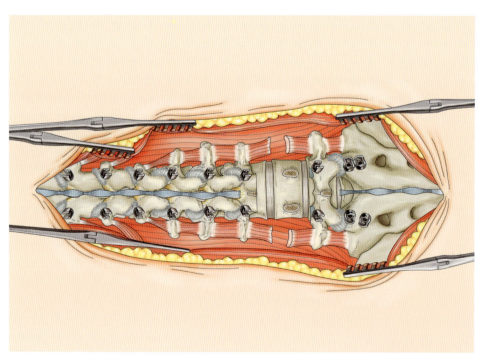

図2 椎弓切除・スクリュー挿入後

骨切り術：pedicle subtraction osteotomy（PSO）

3 椎体骨切り

後方要素切除

　矯正時に硬膜管の過度の短縮や神経根のインピンジメントが生じることがあるため，矯正部位では椎弓切除と神経根の外側までの展開を行う。骨切り椎体から上下の椎体の椎弓根のレベルまで椎弓切除を行う。骨切りレベルでは椎弓根の内縁まで完全に椎弓切除を行い，骨切りする椎弓根の近位と遠位の椎間関節を完全に切除する。椎弓根は島状になり横突起のみが付着している状態にする。必要に応じて他のレベルに後方要素骨切り（posterior column resection；PCO）を施行しておく 図3 。

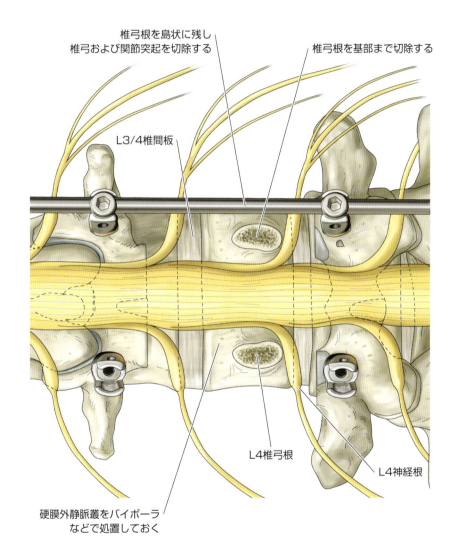

図3 PCO後

椎体掘削

　反対側にテンポラリーロッドを設置し，短縮を防ぐ。横突起を切除し，椎弓根を椎体後面の高さまで切除する。まず，骨切り部の近位椎間板を切開して切除しておく 図4a 。椎弓根にプローブを挿入して椎体内部にスペースを作製し 図4b ，これを取っかかりにして骨パンチにて椎体をピースバイピースでegg shell状に切除していく 図4c 。この操作を素早く行うことにより，出血を最小限に抑えることができ，少ない出血での椎体骨切りが可能である。

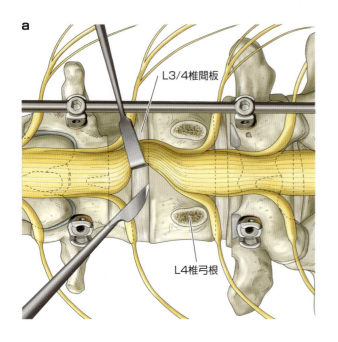

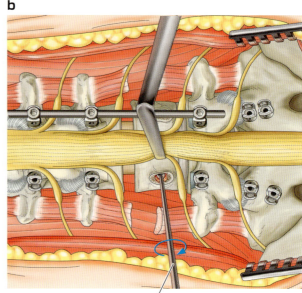

椎弓根からプローブを椎体内に挿入し，取っかかりを作る

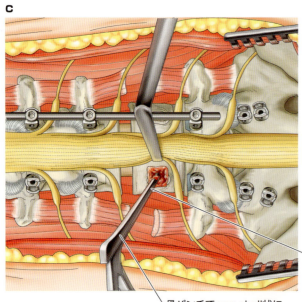

パンチの側壁で骨切り面をコントロールする

骨パンチでegg shell状に椎体を掘削する

図4　椎体掘削①
a：骨切り部近位椎間板の切除
b：プローブ挿入
c：椎体掘削

骨切り術：pedicle subtraction osteotomy（PSO）

椎体外壁の切除

椎体の外壁を骨膜下に剥離していく．椎体外壁は椎体内からできるかぎり薄くしてから，直視下に骨パンチで切除する 図4d ．椎体の前壁は骨パンチで前方中央部を1.5cmほど残して切除する．

> **コツ&注意　NEXUS view**
> 椎体外壁は分節動脈の損傷を避けるために必ず骨膜下に剥離する．剥離の際にはガーゼや止血綿を用いて，椎体外壁をこするように前方まで剥離するとよい．

> **トラブル　NEXUS view**
> 椎体前壁は後方からの剥離が難しいために，骨パンチで椎体前壁を切るのみにする．椎体前壁を切除するために骨を引っ張ると，付着した軟部組織を引きちぎることになり血管損傷のリスクが高くなる．この部分での出血を後方から止めることは困難である．そのため，軟部組織を引きちぎる動作は禁忌である．

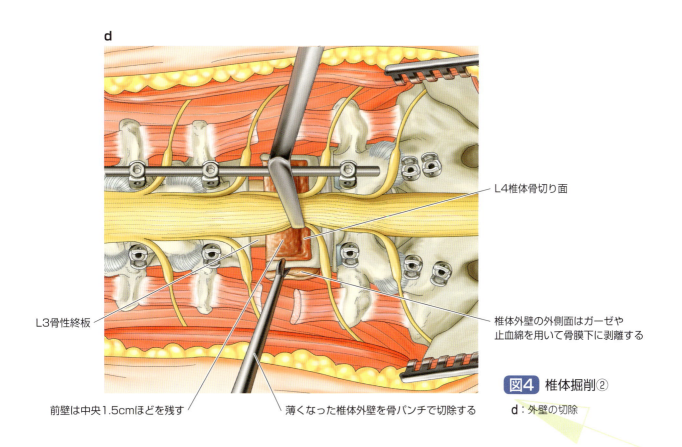

図4　椎体掘削②
d：外壁の切除

椎体後壁切除

　テンポラリーロッドを骨切り側に移し，反対側も同様に椎体を掘削して外壁を切除する。最後に椎体後壁の後縦靱帯の付着部を切除する 図4e 。その際には硬膜を牽引しすぎないようにできるだけ外側からの視野で剝離する。しばしば椎体後壁は硬膜管に癒着しており，慎重に剝離してから切除する。以上で骨切りが完成する。

> **コツ&注意　NEXUS view**
> 椎体の後壁の後縦靱帯部の切除は硬膜管の安定性や硬膜管をレトラクトする際に，椎体後壁があるほうが神経ベラで神経保護をしやすいので最後に切除する。また癒着していることが多く，注意して剝離する必要がある。

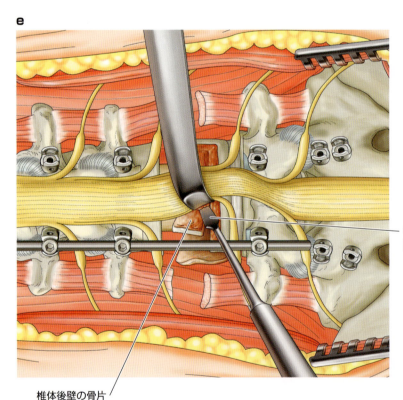

椎体後壁は両側の椎体骨切りが終わってから最後に切除する

椎体後壁の骨片

図4 椎体掘削③
e：後壁の切除

4 矯正操作

骨切り部に自家骨チップを充填する。骨切り部の間隙より約10mmほど小さなケージを挿入する。ケージの位置はケージの後縁が椎体後壁より3mm前方くらいがよい 図5 。

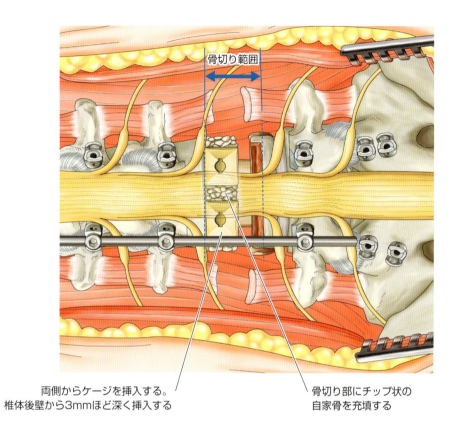

両側からケージを挿入する。
椎体後壁から3mmほど深く挿入する

骨切り部にチップ状の
自家骨を充填する

図5 ケージの挿入

釣り針状にベンディングしたロッドを腸骨スクリューとS1スクリューに固定する，。

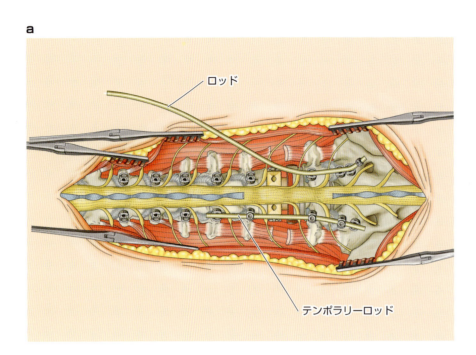

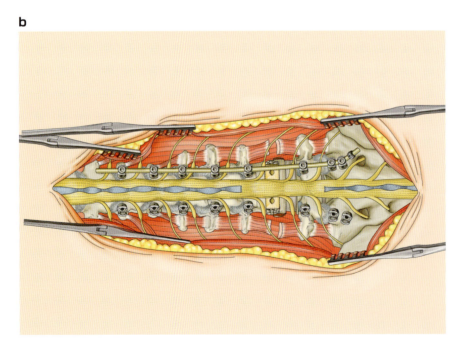

図6 ロッドの固定
a：矯正前
b：矯正後

骨切り術：pedicle subtraction osteotomy（PSO）

　カンチレバーテクニックを用いて中枢側を押し込むことによって，骨盤が前傾し骨切り部が短縮して腰椎前弯が得られる 図7。釣り針状にベンディングしたロッドの腹側を，仙骨後面に接するようにすることが重要である。ここが浮いてしまうと殿部にロッド先端部が突出してしまう。また十分に骨盤を前傾位に矯正することが不可能となる。

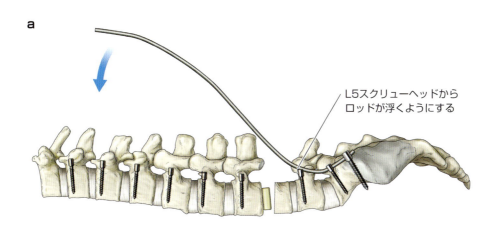

L5スクリューヘッドからロッドが浮くようにする

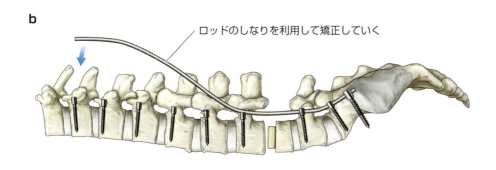

ロッドのしなりを利用して矯正していく

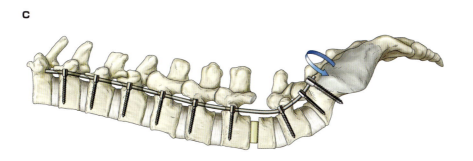

図7　カンチレバーテクニックを用いた矯正

135

5 椎体間固定，スクリュー間圧迫およびロッド補強

　骨切り部の末梢の椎間板を搔爬し，骨移植およびケージの挿入を行う。骨切り部のスクリュー間に圧迫を加えて固定する。また，ロッドの折損予防のために，アディショナルロッドで固定する 図8 。

> **コツ&注意 NEXUS view**
> 椎体間固定は先に行っておいてもよい。矯正損失やロッド折損の原因となるために，骨切り部より遠位の椎間板は搔爬し椎体間固定をしておく。

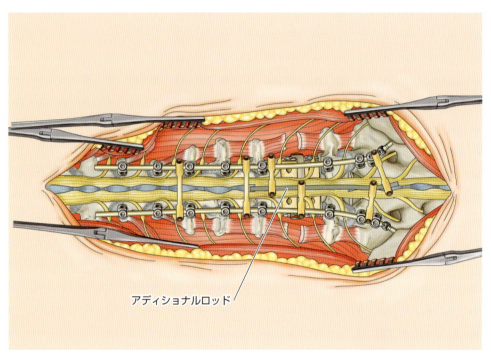

アディショナルロッド

図8 アディショナルロッドでの固定

骨切り術：pedicle subtraction osteotomy（PSO）

■ 症例 図9

69歳，女性。変性後弯症に対してL4のPSOとT10から仙骨までの後方矯正固定術を施行した。術後良好な立位全脊柱アライメントが得られている。

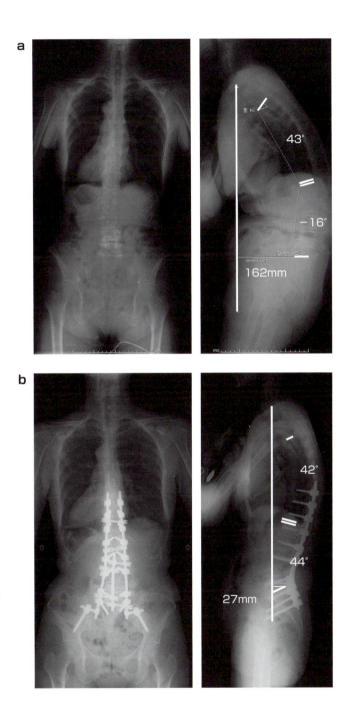

図9 症例
a：術前
b：術後

文献
1) Thomasen E. Vertebral osteotomy for correction of kyphosis in ankylosing spondylitis. Clin Orthop Relat Res 1985；194：142-52.
2) Schwab F, Blondel B, Chay E, et al. The comprehensive anatomical spinal osteotomy classification. Neurosurgery 2014；74：112-20.
3) Lehmer SM, Keppler L, Biscup RS, et al. Posterior transvertebral osteotomy for adult thoracolumbar kyphosis. Spine（Phila Pa 1976）1994；19：2060-7.

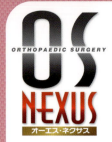

II. 大侵襲を支える匠のワザ

骨切り術：Ponte骨切り

徳島大学大学院医歯薬学研究部運動機能外科学　高田洋一郎

Introduction

術前情報

脊椎骨切り術には同様の手技が異なる名称で報告されていることで混乱を招いていることから，2013年にSchwabら[1]がspinal osteotomy classificationとして統一した分類を報告している 図1。この分類のうち，Grade 2の骨切りである脊椎の後方要素のみの骨切りとしては，大きく下記の2種類が知られている 図2。

・Ponte骨切り

1984年にAlberto PonteがScheuermann病の後弯変形の矯正に用いて報告したのが最初であり，英語文献は2007年にGeckら[2]が報告している。下関節突起と上関節突起を切除し，後方を短縮して後弯を矯正する手技であるが，椎間板での可動性が温存されていることが前提である。

・Smith-Petersen骨切り

1945年に強直性脊椎炎に伴う後弯変形に対する矯正手技として報告された[3]。脊椎の前方を開大し，後方を短縮することで矯正する手技である。つまり，癒合した椎体間を骨折させて前縦靱帯を切断し，posterior columnを支点として前方開大する，いわゆるopen wedge osteotomyである。

●適応と禁忌

基本的には脊柱変形を矯正する症例に対しては全例適応となる。適応外となるのは前方要素の可動性がない場合（前・後縦靱帯の骨化，架橋性骨棘による癒合など）である。黄色靱帯骨化を伴う場合，fusion massとなっている場合は注意が必要である。

以上のように，本来のPonte骨切りは後方要素の短縮による過後弯の矯正であるが，現在では側弯の矯正のための後方解離の手技の1つとして用いられることが多い。

ここでは特発性側弯症に対する後方矯正固定術に準じて説明する。

●術前準備

Ponte骨切りを行う予定範囲を術前に決定しておく。Ponte骨切りを行う範囲や凹側，凸側に行うかに関しては，術者によってさまざまな見解があり，一定の指標がないのが現状である。

手術進行

1. 皮切，展開
2. 下関節突起の切除
3. 椎弓根スクリューの挿入
4. 棘突起・棘突起基部の切除
5. 黄色靱帯・上関節突起の切除
6. 止血操作

骨切り術：Ponte骨切り

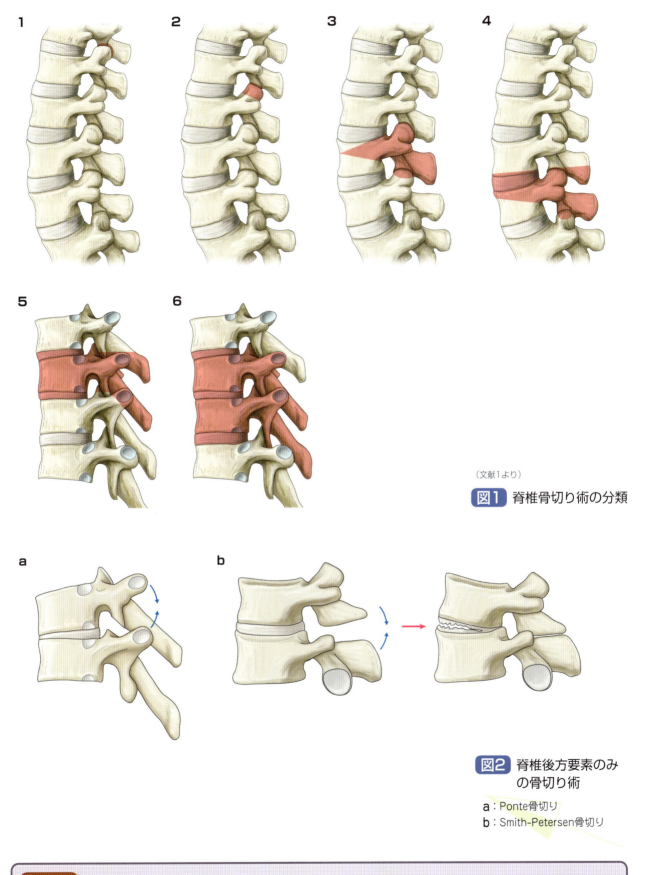

（文献1より）

図1 脊椎骨切り術の分類

図2 脊椎後方要素のみの骨切り術
　a：Ponte骨切り
　b：Smith-Petersen骨切り

❶ 十分に椎間関節を切除し，骨性の連続だけでなく，軟部組織もしっかりとリリースする必要がある。
❷ 椎骨の後方要素の解離であるが，骨移植の母床を温存する意識が必要である。

139

手術手技

1 皮切, 展開

目的の固定椎間に応じた皮切で, 棘突起〜横突起先端まで十分に展開する。

2 下関節突起の切除

骨ノミを用いて頭側椎体の下関節突起を切除する 図3 。

関節突起切除により露出した上関節突起の軟骨面を, 鋭匙やエアトームなどでdécorticationする 図4 。骨移植母床となるため, 軟骨は十分に郭清する。

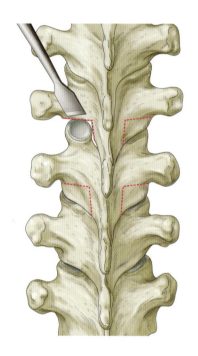

図3 下関節突起の切除

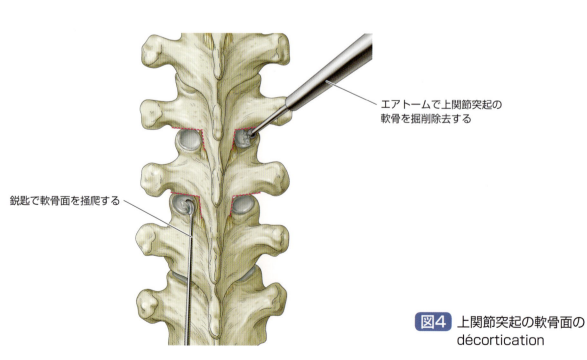

エアトームで上関節突起の軟骨を掘削除去する

鋭匙で軟骨面を掻爬する

図4 上関節突起の軟骨面のdécortication

3 椎弓根スクリューの挿入 図5

胸椎の椎弓根スクリューの挿入点の目安として，Lenkeら[4,5)]が報告した挿入点が用いられている 図5a 。内・外側の挿入点の目安として，上関節突起基部を二分する線から2〜3mm外側を挿入点とし，頭・尾側の挿入点の目安は，胸椎レベルによって横突起との位置関係が変わることに留意する必要がある。T1, 2, 11, 12は横突起を頭尾側に二分したレベル，T7-9は横突起基部の頭側端レベル，T3-6は頭側にいくに従って徐々に横突起基部の頭側端から尾側に挿入点は移動する 図5b 。

> **コツ&注意　NEXUS view**
>
> Ponte骨切りの前に椎弓根スクリューを入れることも可能であるが，後の上関節突起切除の際にスクリューヘッドが邪魔になる可能性がある。上関節突起を切除する前に，プロービングとタッピングまで行っておくと，骨切り後にスクリュー挿入が可能となる。

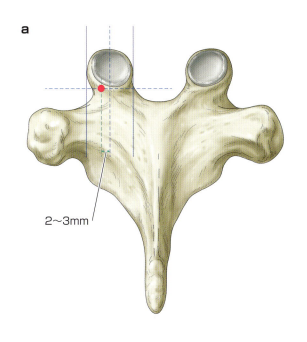
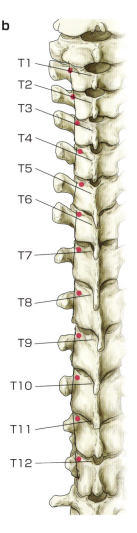

図5 椎弓根スクリューの挿入
a：Superior facet rule
b：胸椎へのスクリュー挿入点

4 棘突起・棘突起基部の切除 図6

　棘突起と棘突起基部を切除する。リウエル骨鉗子を用いて，黄色靱帯の正中部分で硬膜外脂肪がみえるまで棘突起基部と黄色靱帯の背側を切除する。コツとしては，リウエルを最後まで噛むのではなく，棘突起基部を割るように黄色靱帯を付けたまま切除する。こうすると棘突起の基部と黄色靱帯が一緒に切除でき，正中部で硬膜外脂肪が確認できる。

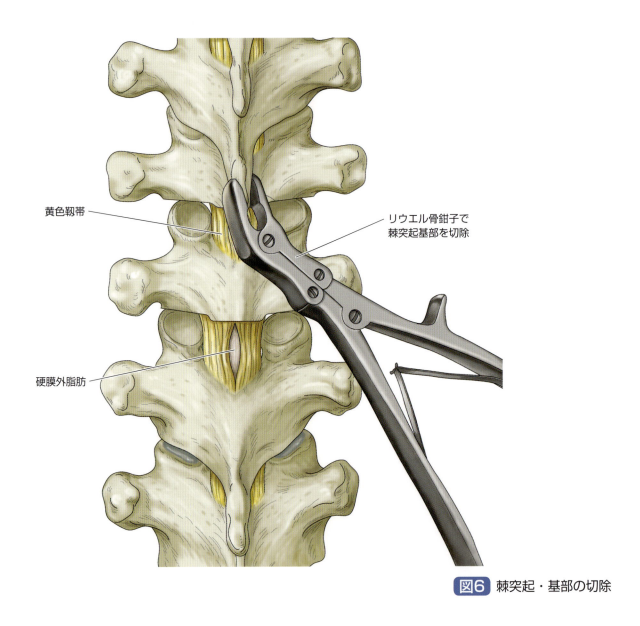

図6 棘突起・基部の切除

骨切り術：Ponte骨切り

5 黄色靱帯・上関節突起の切除 図7

　黄色靱帯の正中部分で硬膜外脂肪組織を確認し，粘膜剥離子などで硬膜外腔を確認し，ケリソンパンチを用いて黄色靱帯を正中部から切除していく．側弯の凹側では脊髄が椎弓根内壁まで近接しているため，凸側から黄色靱帯を切除していく．上関節突起の先端も同様に，ケリソンパンチやエアトームを適宜用いて切除する．上関節突起の腹側には黄色靱帯付着部〜関節包への移行部があり，この部分も十分に切除する．外側は上関節突起の先端が完全に切除され，骨性の抵抗がないことを確認する．この操作により頭・尾側の胸椎の後方要素は完全に解離される．

> **コツ&注意 NEXUS view**
> 　上関節突起の基部まで切除してしまうと，骨移植母床が少なくなる．また，側弯矯正の場合，凹側では矯正後に骨切り部が開大してしまう．これを防ぐためには，下関節突起の背側は残すように切除し，さらに上関節突起もできるだけ先端のみを切除し，移植母床を確保するように注意が必要である．

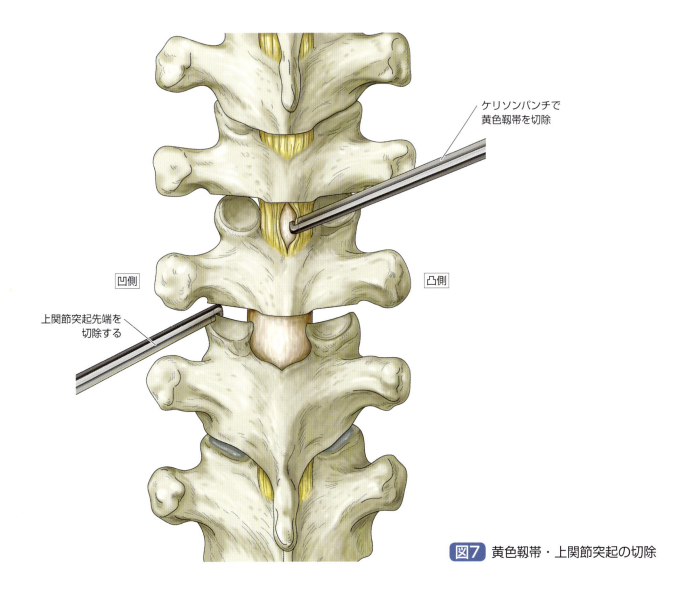

図7 黄色靱帯・上関節突起の切除

6 止血操作 図8

　上関節突起の先端をケリソンパンチで切除する際に、硬膜外静脈叢から出血しやすい。頭側椎弓の腹側であり、バイポーラで凝固止血が困難なことが多いため、アビテン®（ゼリア新薬工業社）、フロシール（Baxter社）などの止血剤を詰めて、滅菌ベンシーツ®（川本産業社）などで圧迫止血しておく。

> **コツ&注意　NEXUS view**
> **矯正目的によるPonte骨切りの手技上の相違点**
> ・過後弯の矯正を行う場合は、後方要素の短縮が主目的であり、骨切りにより開大したスペースは後弯矯正により短縮し、骨移植母床が確保されやすい。
> ・側弯の矯正を行う場合は、凹側では骨切り部が開大し、胸椎後弯化もするため骨移植母床が確保しにくい。

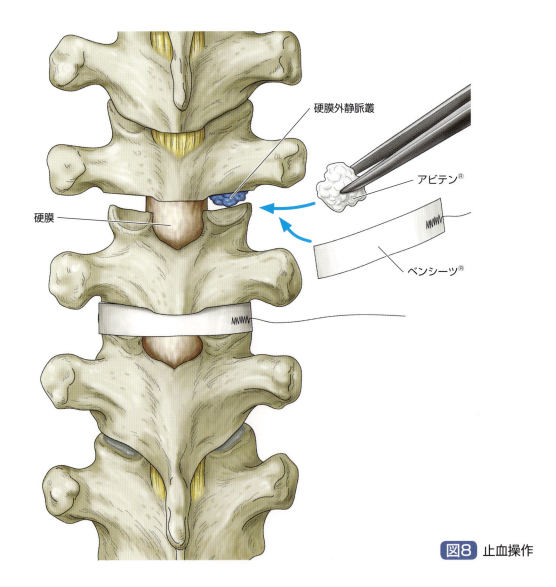

図8 止血操作

文献
1) Schwab F, Blondel B, Chay E, et al. The comprehensive anatomical spinal osteotomy classification. Neurosurgery 2014 ; 74 : 112-20.
2) Geck MJ, Macagno A, Ponte A, et al. The Ponte Procedure : posterior only treatment of Scheuermann's kyphosis using segmental posterior shortening and pedicle screw instrumentation. J Spinal Disord Tech 2007 ; 20 : 586-93.
3) Smith-Petersen MN, Larson CB, Aufranc OE. Osteotomy of the spine for correction of flexion deformity in rheumatoid arthritis. J Bone Joint Surg Am 1945 ; 27 : 1-11.
4) Kim YJ, Lenke LG, Bridwell KH, et al. Free hand pedicle screw placement in the thoracic spine : is it safe ? Spine (Phila Pa 1976) 2004 ; 29 : 333-42.
5) Lehman RA Jr, Kang DG, Lenke LG, et al. The ventral lamina and superior facet rule : a morphometric analysis for an ideal thoracic pedicle screw starting point. Spine J 2014 ; 14 : 137-44.

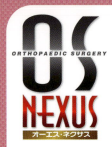

II. 大侵襲を支える匠のワザ

骨切り術：後方全脊柱骨切り術

慶應義塾大学医学部整形外科学　松本　守雄

Introduction

術前情報

●手術適応と禁忌

後方全脊柱骨切り術（posterior vertebral column resection；PVCR）は2002年にSukら[1]により報告された。本法の適応は，①単独半椎などを除く高度先天性（後）側弯症，②100°を超える不撓性の（後）側弯，③固定手術後の再手術例，④脊椎の短縮を必要とする症例〔脊髄係留症候群（tethered cord syndrome）など〕，⑤脊椎カリエスや骨粗鬆症性椎体骨折後の高度後弯変形などである。

禁忌は，①椎弓欠損などで椎弓根スクリュー挿入が困難な症例，②凝固系異常例，③全身状態不良例である。

●麻酔

本手術は神経合併症のリスクが高く，運動誘発電位（motor evoked potential；MEP）による神経モニタリングが必須のため全静脈麻酔を原則とする。

●手術体位

パッドのよく効いた4点フレームやJackson tableでの腹臥位とする。

●術前準備

術前画像検査は，2方向の脊椎全長X線，左右屈X線，後弯例ではボルスター（長枕）による背臥位伸展位X線，骨切り予定部の局所的X線，3D-CT，MRIが必要である。大量出血に備えて術前貯血は通常より多めに行い，同種血や新鮮凍結血漿も入手できる状態にしておく。

術中の神経モニタリングは必須である。運動誘発電位や体性感覚誘発電位（somatosensory evoked potential；SSEP）など数種類の神経モニタリング下に手術を行うのが理想的である。

手術進行

1. 皮切，展開
2. 椎弓根スクリュー挿入
3. 椎弓および肋骨切除
4. 椎体骨切
5. 椎間板切除
6. 椎体壁の切除
7. 骨切り部の閉鎖
8. インストゥルメンテーションの完了と骨移植

❶PVCR時には最低摘出椎の頭尾側2椎に椎弓根スクリューの挿入を要する。
❷尾側椎体の落ち込み，遺残椎弓などによる圧迫による脊髄麻痺には，注意を要する。
❸出血対策が必須である。

手術手技

1 皮切，展開

矯正固定を行う範囲に皮切を加える。側弯が高度の場合，凸側にカーブした皮切を置くと凸側の展開が容易になる。

外側は棘突起の先端まで十分に展開をし，横突起間の筋・靱帯を切離し，徹底的なreleaseを行う。胸椎部の骨切り部では肋骨基部の展開も必要である。

2 椎弓根スクリュー挿入

矯正範囲の椎骨に椎弓根スクリューを挿入する。すべての椎骨に挿入する必要はないが，最低限，骨切り高位の頭・尾側2椎は挿入しておかないと，骨切り部の安定性が得られない。スクリュー挿入が困難な場合はフックやワイヤーで代用する。著者らはロッドの着脱を容易にするためmultiaxial スクリューを用いている 図1 。特に，側弯凹側の頂椎部付近では，凸側に大きく偏位した椎骨を引き寄せるためリダクションスクリューを用いる。

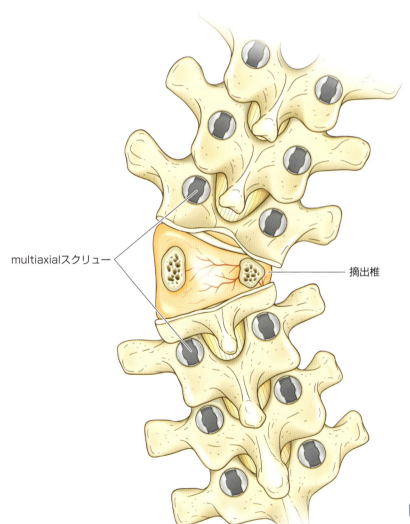

（文献4より改変）

図1 椎弓根スクリューを主体としたアンカリングの設置

3 椎弓および肋骨切除

PVCRを行う予定の椎骨の椎弓および頭・尾側の椎弓の一部を切除し，短縮時に椎弓による脊髄の圧迫が生じないようにしておく．切除椎の頭・尾側の左右の椎間関節も完全に切除する．胸椎部でPVCRを行う際には，切除椎高位の左右の肋骨を3～5cm程度の長さでその基部から切離し，後に骨移植に用いる．ノミで椎体切除を行う場合には，椎体側方は胸膜外に前方まで剥離しておく．胸椎部で神経根が椎体切除の障害になる場合に結紮・切離してもよい．特に凸側の神経根を切除すると，脊髄の可動性がよくなり，椎体切除が容易になる 図2．

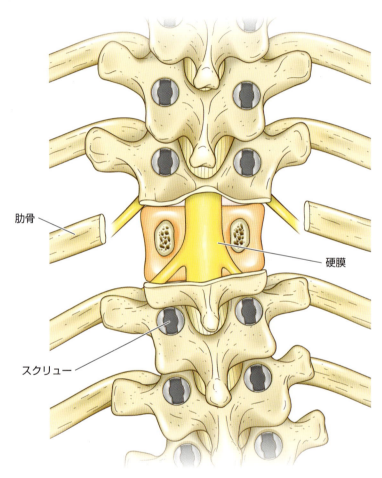

（文献4より改変）

図2 両側肋骨の切除と広範な椎弓切除および上下の椎間関節切除

4 椎体骨切り

椎体骨切りにはいくつかの方法がある。ノミを用いて椎体側壁も含めて全切除する方法と，内部の海綿骨を切除し，側壁や前壁を可及的に薄くして椎体を潰す，いわゆるegg shellテクニックである。著者らは後者を用いている[2~4]。

骨切り椎の両側椎弓根を椎弓根プローブで穿孔し，円を描くように孔を拡大する。その孔を通じて鋭匙を椎体内に挿入する。鋭匙は大，小，直および角度付きの複数種類をセットとして用意しておくと便利である 図3。

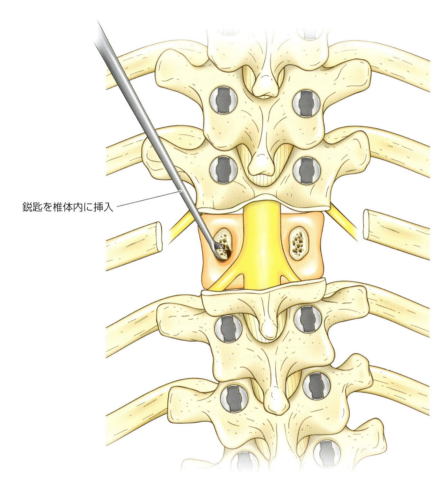

鋭匙を椎体内に挿入

（文献4より改変）

図3 凸側椎弓根からの鋭匙を用いた椎体内海綿骨摘出

骨切りに先立ち，あるいは骨切りを進める途中で，短めのロッドを片側（通常側弯凹側）のスクリューに設置し，仮固定を行う。2椎体以上の骨切りを行う場合には1本の仮ロッドでは十分な固定性が得られず，尾側脊椎が腹側に落ち込み，脊髄を伸張させて麻痺を生じる可能性があるので，両側の仮ロッド設置を検討する必要がある。

　鋭匙やパンチで椎体内の海綿骨を徹底的に摘出する。著者らは手術時間を短縮するため，2人の術者で左右同時にこの操作を行っている。椎体回旋が著しい場合は，主に凸側から椎体切除を行う。十分に前方および側壁まで椎体内の掻爬を行い，椎体内を空洞化する 図4 。

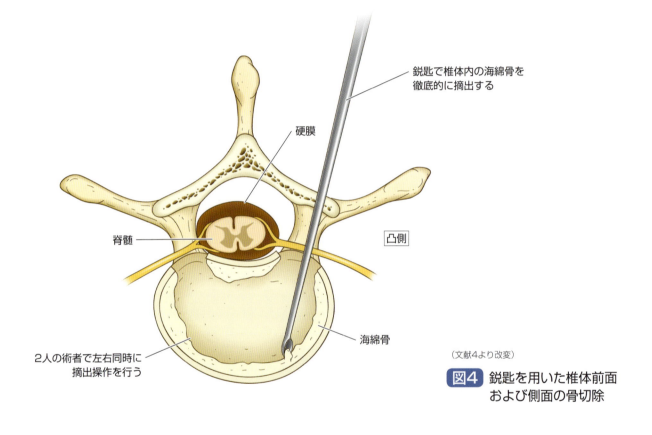

（文献4より改変）

図4 鋭匙を用いた椎体前面および側面の骨切除

5 椎間板切除

　主に凸側から頭・尾側の終板と椎間板も摘出する。骨切り椎の頭・尾側の終板を椎体内から鋭匙で穿孔し，椎間板組織は鋭匙や上向きのパンチなどで徹底的に椎間板と上位椎の終板を摘出する。椎間板摘出は椎体間固定のときのように神経根をよけながら後方から行ってもよいが，経椎弓根的に摘出したほうが硬膜外からの出血も少なく，脊髄にも安全である 図5 。

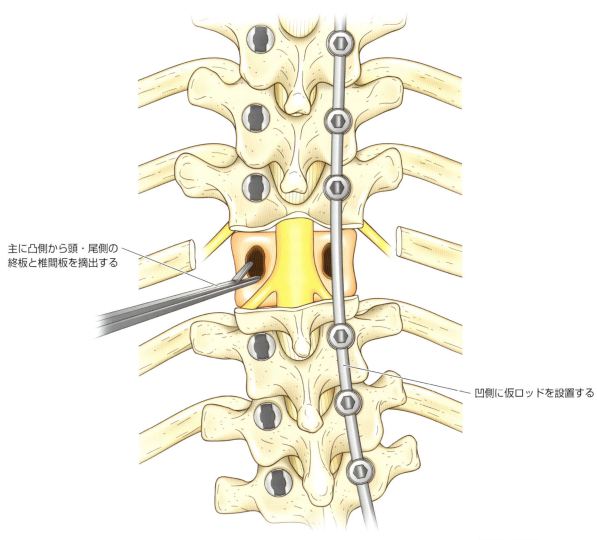

主に凸側から頭・尾側の終板と椎間板を摘出する

凹側に仮ロッドを設置する

（文献4より改変）

図5 椎間板切除および仮ロッドの設置

6 椎体壁の切除

　椎体側壁・前壁は鋭匙で徹底的に薄くしていく。もちろんノミを用いて側壁を完全に切除してもよいが，通常は必要ない。椎体前壁の硬い皮質骨は必要であれば最後にダイヤモンドバーを用いて切除する。腫瘍の場合の脊椎全切除と異なり，完全に皮質骨を摘出する必要はなく，スパーテルで外壁を押してみて，柔らかい感触が得られるようになればよい。仮ロッドを凸側に付け替え，凹側からも同様の操作を行う 図6 。

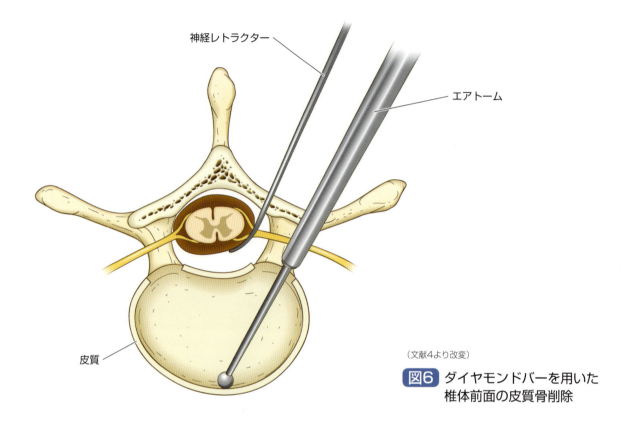

（文献4より改変）

図6 ダイヤモンドバーを用いた椎体前面の皮質骨削除

椎体後壁も鋭匙やエアトームなどを用いて菲薄化する．椎体内の海綿骨を徹底的に摘出した後に，硬膜外の静脈叢をバイポーラで焼灼後，薄くした椎体後壁を硬膜から剥離し，薄い靴形の打ち込み棒で前方に打ち込み摘出する．スパーテルで硬膜腹側に椎体後壁の取り残しがないか慎重に確認をしておく 図7 。

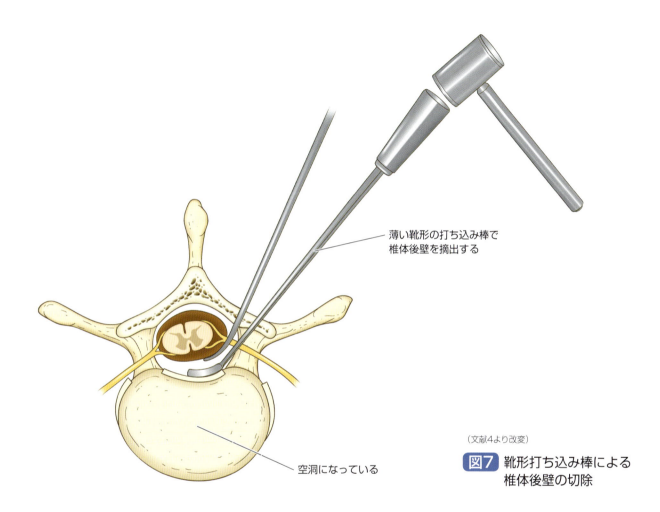

薄い靴形の打ち込み棒で椎体後壁を摘出する

空洞になっている

（文献4より改変）

図7 靴形打ち込み棒による椎体後壁の切除

7 骨切り部の閉鎖

　両側に仮ロッドを設置する。骨切り椎の上下のスクリューに圧迫力をかけ，骨切り部が動くかどうかを確認する。動きが悪い場合は骨切除が不十分なところがないか，再度確認する。

　頭・尾側の椎弓根スクリューに圧迫力をかけ，骨切り部を少し閉鎖した後，in situ benderで凸側のロッドをベンディングし，後側弯の矯正を行う。ある程度矯正したら，再度圧迫力をスクリューに加えていく。この操作を少しずつ複数回繰り返して矯正を進めていく。短縮しすぎないように，ある程度矯正をした後に，適当な高さのチタン製スペーサーに局所骨を充填して上下の椎体間で可及的に前方，凹側に設置する 図8 。

　さらに両側のロッドに圧迫力をかけて骨切り部を完全に閉鎖する。後方で残存椎弓などによる脊髄・硬膜の圧迫が生じていないかどうかを十分に確認する。

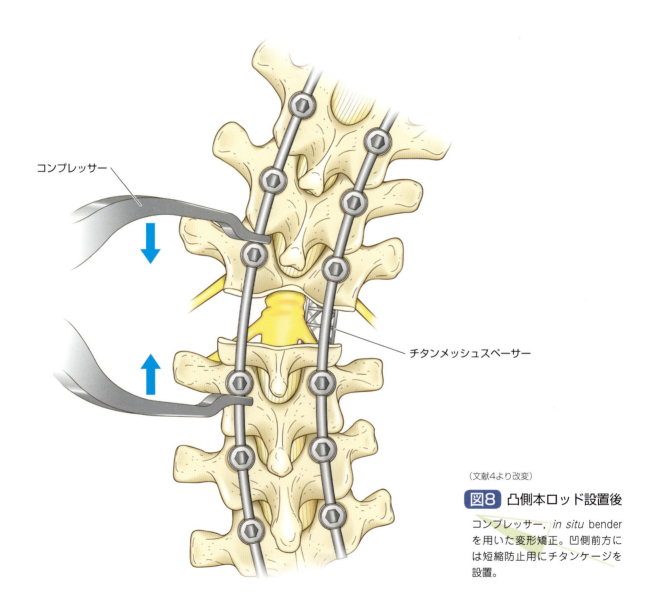

（文献4より改変）

図8 凸側本ロッド設置後

コンプレッサー，in situ benderを用いた変形矯正。凹側前方には短縮防止用にチタンケージを設置。

8 インストゥルメンテーションの完了と骨移植

骨切り部の閉鎖を完了後，仮ロッドを片側ずつ本ロッドに取り替える。さらにカーブ全体の矯正を in situ bender などを用いて行い，骨切り部にも再度圧迫力を加えて，矯正を終了する。

固定範囲全体にノミを用いて décortication を行い，局所骨と β-TCP を用いた骨移植を行う。骨切り部は前方にケージが入っているか，ケージを入れない場合には上下の椎体が bone-on-bone の状態になっているが，後方には切除した肋骨を頭・尾側の椎弓上に橋渡しをするように移植する 図9 。

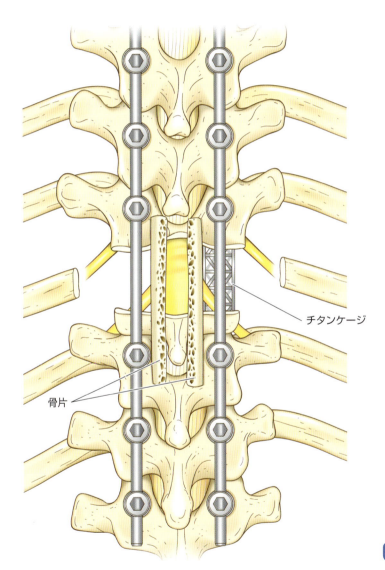

（文献4より改変）

図9 矯正完成後切除肋骨移植

> **トラブル** NEXUS view
>
> #### 神経障害の原因と対策
> 　PVCR施行の神経合併症の原因として，①脊椎亜脱臼，②遺残椎弓，黄色靱帯，椎間板，椎体後壁などによる脊髄圧迫，③大量出血などによる低血圧に起因する血流障害，④手術操作による脊髄損傷などがある[4,5]。
>
> - **脊椎亜脱臼による脊髄の伸張**
> 　先天性後側弯症などで複数椎体の切除を行う際，1本の仮ロッドでは，尾側脊椎が回旋しながら腹側に落ち込む場合があり，脊髄が伸張されて麻痺の原因となる。神経モニタリングに異常を生じた場合，椎体切除操作はやりづらくなるが，両側に仮ロッドを設置し，少し圧迫力を加えて，脊椎・脊髄の短縮を図る必要がある。
> - **遺残椎弓，黄色靱帯，椎間板，椎体後壁などによる脊髄圧迫**
> 　骨切り部の閉鎖時に電位の低下を生じた場合，これらによる脊髄圧迫を疑う。閉鎖を中断して圧迫因子の同定を行い，除圧を追加する。閉鎖前に，これらの圧迫因子の遺残がないかどうかの入念なチェックは当然必要である。
> - **大量出血などによる血流障害**
> 　大量出血などにより血圧が低下し，モニタリングの電位が低下する場合がある。麻酔科に昇圧を依頼し，必要であれば輸血を行う。

> **トラブル** NEXUS view
>
> #### 大量出血に対する対応
> 　本法施行時には大量の出血をきたすことがある。自己血に加えて，濃厚赤血球，新鮮凍結血漿などの準備をしておく必要がある。
> 　骨切り時の出血は，硬膜外静脈叢や椎体内から発生する。骨切り時に，ときにコントロールが困難なほどの激しい出血をきたす場合がある。骨切り前に硬膜外静脈叢の一部を電気焼灼したり，止血剤を詰めておくなどの対応が必要である。椎体内からの出血は，血圧のコントロール（あまり下げすぎるのは脊髄血行の面からよくないので，著者らは80～100mmHgの範囲で調節を麻酔科にお願いしている）や骨ロウの使用などによりコントロールをする。出血がコントロール困難の場合は，止血剤を出血部に充填して一度創を閉鎖し，後日改めて手術を再開することもある（再開時には初回よりも出血のコントロールが容易になっている）。

文献

1) Suk SI, Kim JH, Kim WJ, et al. Posterior vertebral column resection for severe spinal deformities. Spine（Phila Pa 1976）2002；27：2374-82.
2) 松本守雄．変形矯正手術．最新整形外科学大系 第10巻 脊椎・脊髄．越智隆弘，ほか編．東京：中山書店；2008. pp337-43.
3) Matsumoto M, Watanabe K, Tsuji T, et al. Progressive kyphoscoliosis associated with tethered cord treated by posterior vertebral column resection：a case report. Spine（Phila Pa 1976）2009；34：E965-8.
4) 松本守雄．高度脊柱変形に対する後方全脊柱骨切り術（posterior vertebral column resection）．脊椎脊髄ジャーナル 2009；22：959-65.
5) Lenke LG, Newton PO, Sucato DJ, et al. Complications after 147 consecutive vertebral column resections for severe pediatric spinal deformity：a multicenter analysis. Spine（Phila Pa 1976）2013；38：119-32.

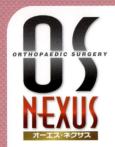

Ⅱ. 大侵襲を支える匠のワザ

骨盤アンカリング（S1 PS, S2 AIS, 従来法IS）

秋田大学大学院医学系研究科整形外科学　宮腰　尚久

Introduction

術前情報

●適応と禁忌

　適応は，骨盤にアンカーを必要とする脊椎脊髄疾患全般である．すなわち，①成人脊柱変形，②下位腰椎に及ぶ外傷や感染症，③腰仙部腫瘍切除後の再建術，④腰仙椎固定術後偽関節のサルベージ手術などである．ただし，骨盤腫瘍などで腸骨スクリュー（iliac screw；IS）の経路がとれない症例は禁忌となる．骨盤に変形や奇形がある症例，人工股関節全置換術（THA）や骨盤骨切り術後の症例，ならびに，これらの股関節手術を予定している症例にも注意を要する．

●麻酔

　全身麻酔で行う．

●体位

　X線透過性の4点支持フレームに腹臥位とする．股関節は伸展0°にし，膝関節は軽度屈曲位とする 図1a ．術前に，骨盤の正・側面像だけでなく，両側のteardrop view（涙滴像）が観察できることを必ず確認しておく．そのためには，透視のアームが余裕をもって左右に40〜50°程度，尾側に30°以上は動かせる必要がある．Jackson tableは透視に便利である．

●術前準備

異なるIS挿入法の理解

　汎用されているIS挿入法には，近年，急速に普及してきたS2 alar-iliac screw（S2 AIS）と，Galveston techniqueと同様の挿入経路である従来法の2種類がある．S2 AISは，仙腸関節を経由してISを挿入する方法であるが，従来法よりもスクリューヘッドの位置が深いため皮膚障害を回避でき，さらに頭側の椎弓根スクリュー（pedicle screw；PS）とはコネクターを介さずに直線状の連結が可能である．ただし，スクリューが仙腸関節を貫通することに対する長期的な影響は明らかになっていない．

　一方，従来法ではロッドとの連結にコネクターが必要となるが，挿入部から移植骨を採取できるという利点がある．

手術進行

1. 皮切・展開
2. S1 PSの挿入
3. S2 AISの挿入
   ・挿入点の決定
   ・プロービング
   ・タッピングとスクリューの挿入
   ・ロッドの設置
4. 従来法によるISの挿入
   ・挿入部の作製
   ・プロービング
   ・タッピングとスクリューの挿入
   ・ロッドの設置
5. Four-rod techniqueの骨盤アンカリング

骨盤アンカリング（S1 PS, S2 AIS, 従来法IS）

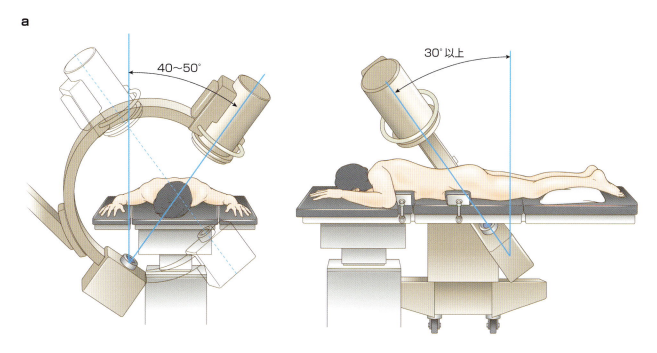

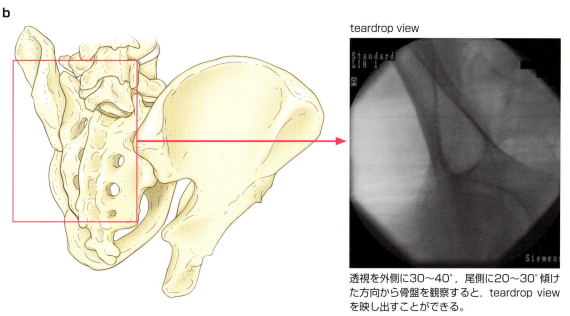

teardrop view

透視を外側に30〜40°，尾側に20〜30°傾けた方向から骨盤を観察すると，teardrop viewを映し出すことができる。

図1 透視アームの自由度の確認

執刀前に，アームが手術台に当たらずに，両外側に40〜50°程度，かつ，尾側に30°以上動かすことができるかを確認する。

❶骨盤形態には個人差があるため，術前画像に基づく手術計画を立てる。
❷ISの正確な挿入には，teardrop viewによる挿入経路の確認が必須である 図1b 。

159

手術手技

1 皮切・展開

骨盤アンカリングはS1 PSとISで構成される。正中皮切により腰仙部の筋を骨膜下に左右に分け，S1上関節突起外縁を露出させる。S2 AISを挿入する際の皮切の尾側端は上後腸骨棘下縁までとし，S1とS2の後仙骨孔が確認できるまで外側に展開する図2①。

従来法でISを挿入するためには，左右の上後腸骨棘まで展開しなければならないため，皮膚や筋・筋膜の緊張が強い場合には，さらに最小限の皮切を遠位に延長する図2②。上後腸骨棘を覆う皮膚と筋・筋膜は，腸骨外板にホーマン鈎をかけることなどにより外側によける。ただし，緊張が強く，正中からの剥離操作が不可能な場合には，皮膚と皮下組織のみを外側に寄せ，上後腸骨棘内縁の筋膜に小切開を加えて挿入部の展開を進める。

> **コツ&注意 NEXUS view**
> 仙骨後面の展開の際には，潜在性二分脊椎に注意する。

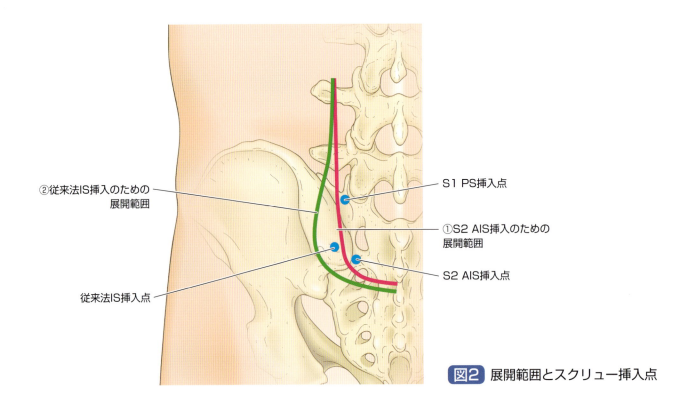

図2 展開範囲とスクリュー挿入点

2 S1 PSの挿入

挿入点は，S1椎間関節の外尾側端である 図2 。

仙骨の椎弓根は海綿骨が多くアンカーとしての固定性には限界があるため，できるだけ太く長いスクリューを用いる。そのためには，スクリューをできるだけ内側に向けて，側面透視下に硬い岬角（promontory）を目指して挿入するようにする 図3 。

プロービングの際には，先端が曲がっているプローブを用いることを勧める。弯曲を頭側・内側に向けることにより，岬角の正中寄りに先端を導くことができるからである。ごくわずかに前方皮質を貫通させることができれば，さらに強度が増す。内側への角度は35〜40°が理想であるが，正中からの展開では筋や皮膚の抵抗により，これよりも浅い角度で挿入されることが多い。

フィーラーで経路を確認した後，タッピングを行い，スクリューを挿入する。

> **コツ&注意 NEXUS view**
>
> S1 PSの内側への傾斜角が弱いまま前面に抜けてしまうと，仙骨翼前方に存在する神経・血管を刺激・損傷する可能性がある。逆に内側に大きく傾けすぎると，脊柱管内へ逸脱するリスクが高くなる。

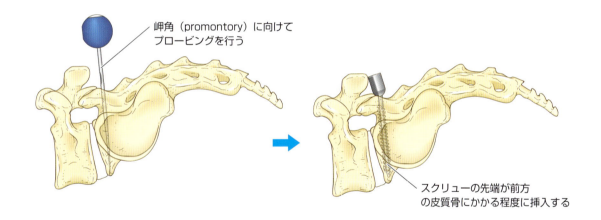

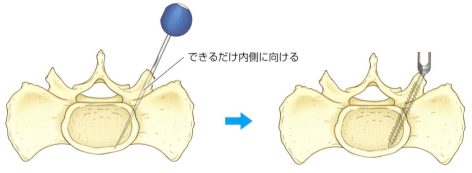

図3 S1 PSのプロービングとスクリュー挿入

2　S2 AISの挿入

挿入点の決定

　S2 AISの挿入点は，S1とS2の後仙骨孔の中点で，かつ，2つの孔の外側縁上とするのがよい 図4 。ただし，骨盤形態には個人差があるため，この点を基準として若干の修正を要することが多い。ちなみに，本法を最初に提唱したKebaishら[1]は，その挿入点をS1後仙骨孔の2〜4mm外側，4〜8mm尾側としている。

> **コツ&注意　NEXUS view**
> - 横断面上で骨盤が左右非対称である場合，挿入点を内・外側平面上でずらす必要が生じることがある。症候性の脊柱変形では特に注意が必要である。
> - 術前のCTで，S1, S2の後仙骨孔間の距離を計測しておくと，術中に迷った際の目安になる。ちなみに，3D-CTを用いて計測した成人70例[3]のS1, S2後仙骨孔間の距離は，平均13.3mmであった。

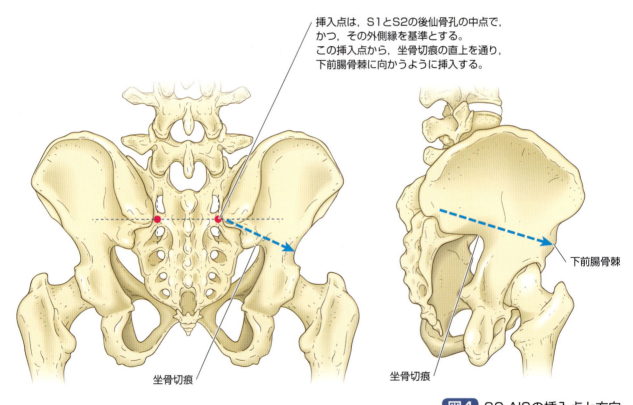

挿入点は，S1とS2の後仙骨孔の中点で，かつ，その外側縁を基準とする。この挿入点から，坐骨切痕の直上を通り，下前腸骨棘に向かうように挿入する。

坐骨切痕　　下前腸骨棘　　坐骨切痕

図4 S2 AISの挿入点と方向

骨盤アンカリング（S1 PS, S2 AIS, 従来法IS）

プロービング

挿入点の皮質骨をサージエアトームで開孔した後 図5a，挿入側の対側に立ってプロービングを行う．S2 AISの理想的な軌道は，坐骨切痕の直上を通り，下前腸骨棘（臼蓋上方）に向かうラインである 図4．そのためには，はじめに挿入点に当てたストレートプローブを外側に35～45°傾けるとともに，仙骨後面を目安に尾側にも20～30°傾けて挿入する 図5b．ただし，これらの角度は骨盤形態により異なるため，術前の画像評価や術中透視を参考にして調整する．

大腿骨の大転子が下前腸骨棘の方向の目安となるため，最初にプロービングの方向を決める際には，大転子を触れ，その2横指近位に先端を向けるのがよい 図5c．

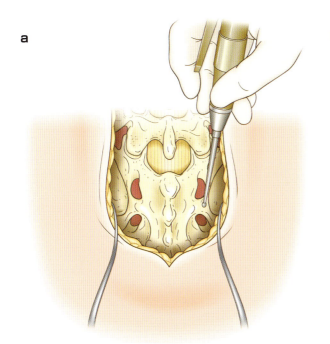

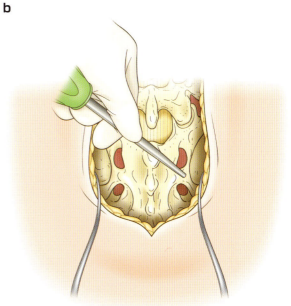

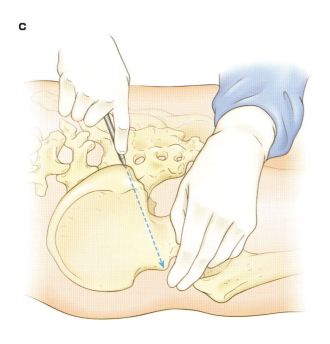

図5 S2 AISの挿入手順①

大転子を触れ，その2横指近位の方向を目安とする．
a：挿入点の決定
b：プロービング
c：プロービングの方向決め

> **コツ&注意　NEXUS view**
>
> 　術前に，ISの挿入経路と同じ面のCT横断像を撮影し，外側への至適な挿入角度や腸骨の厚さを把握しておくべきである．この画像は，使用するISのサイズを決める参考にもなる．ちなみに，成人70例[3]の骨盤CTを用いた自験例の検討では，S2 AISの外側への最適挿入角は，平均42.4°であった．

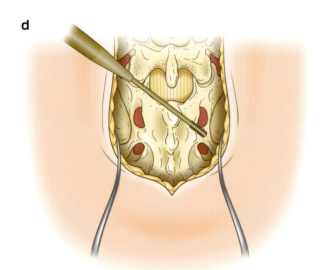
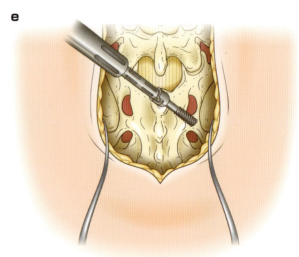
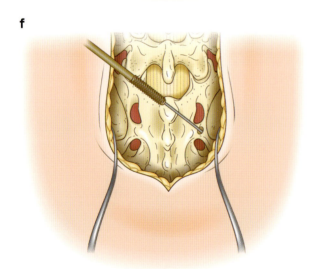
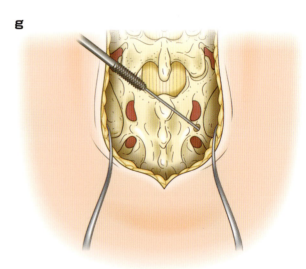

図5 S2 AISの挿入手順②

d：タッピング
e：スクリュー挿入
f：ガイドワイヤー刺入後のタッピング
g：ガイドワイヤー経由のスクリュー挿入

プローブが仙腸関節に当たったら，透視のアームを外側に30〜40°，尾側に20〜30°傾けて，teardrop viewを映し出す。プローブが仙腸関節に当たった段階でプローブ先端がteardropの内縁付近にみえ，teardrop内に向かっていれば腸骨内に挿入可能である 図6a 。この位置と方向が確認できれば，仙腸関節を貫く 図6b 。

> **コツ&注意 NEXUS view**
> 仙腸関節が硬い場合には，プローブをハンマーで叩いて仙腸関節を貫く 図7 。

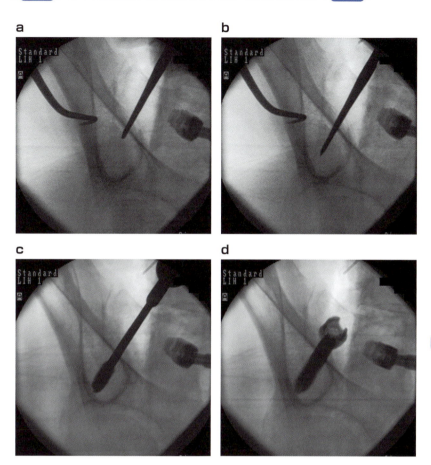

図6 teardrop viewによるスクリュー挿入手順の確認

a：プローブを仙腸関節に当てる
b：仙腸関節を貫き，プローブを腸骨内に挿入
c：タッピング
d：スクリュー挿入

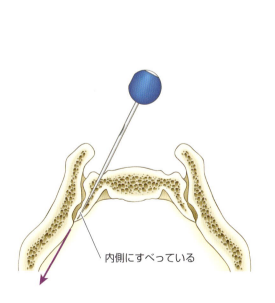
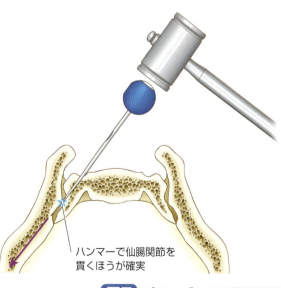

内側にすべっている　　ハンマーで仙腸関節を貫くほうが確実

図7 プローブによる仙腸関節の貫通

仙腸関節はプローブの挿入方向に近い角度にあるため，そのまま押し込むと内側に滑りやすい。プローブを仙腸関節に当てた時点で，ハンマーで仙腸関節を貫くほうが確実である。

腸骨内へプローブを進めるときの方向は，teardrop viewのほか，適宜，正面像や側面像で確認する．その際，透視では下前腸骨棘は不明瞭であるため，実際には坐骨切痕の直上を通過し，臼蓋上縁に向かうラインをとることになる．仙腸関節を貫いてからは，先端の弯曲したプローブに変え，外板に這わせるように挿入するのもよい．

プロービングの際には，海綿骨内の一定の抵抗を感じながら先端を進めることが大切である．急に抵抗が強くなれば皮質骨に当たっている可能性がある．逆に，急に抵抗が弱くなった場合には皮質骨を穿破してしまった可能性があるため，フィーラーで穿破の有無を確認する．プロービングの途中で穿破してしまった場合には，挿入点をずらして新たな経路を作製する．プロービングを完遂した後にも，硬めのストレートのフィーラーを用いて，先端が骨内にあることを確かめる．

> **トラブル　NEXUS view**
> 軌道が尾側に向かいすぎて坐骨切痕を穿破すると，上殿動脈を損傷する危険がある．逆に頭側に向かいすぎると，腸骨が薄くなるため，皮質骨を穿破する可能性が高くなる．

タッピングとスクリューの挿入

プローブで作製したホールにタッピングを行い 図5c ，図6c ，スクリューを挿入する 図5d ，図6d 。その際，ロッドとの接続部分がS1 PSと直線状に並ぶように深く挿入する．

スクリュー長は骨盤の大きさにもよるが，坐骨切痕上を通過させて十分な固定力を得るには，成人では少なくとも70～80mmの長さが必要となる．また，スクリュー径が7mm以下であれば折損のリスクが高まるという報告があるため，径は8mm以上のものが望まれる．

中空式スクリューを用いる場合には，プローブで作製したホールにガイドワイヤーを刺入し，透視で位置を確認してから，ガイドワイヤー経由でタッピングを行い 図5e ，スクリューを挿入する 図5f 。S2 AISは，透視とガイドワイヤーシステムを駆使することにより，経皮的に挿入することも可能である．

> **コツ&注意　NEXUS view**
> ・骨粗鬆化のない成人腸骨の皮質骨は硬いため，スクリューの全長にわたってタッピングをする必要がある．全長にわたってタッピングをすることにより，スクリュー挿入時に加わる過大なねじり負荷が軽減できる．
> ・ガイドワイヤーを用いてタッピングやスクリュー挿入を行う場合には，ガイドワイヤーが一緒に進まないように注意する．さらに，ガイドワイヤーの曲がりや折れを防ぐために，スクリューを完全に挿入する前にガイドワイヤーを抜く．

骨盤アンカリング（S1 PS, S2 AIS, 従来法IS）

ロッドの設置

S2 AISは，従来法ISよりもスクリューヘッドを約15mm深く設置でき，S1 PSおよび近位のPSと直線状に並ぶため，コネクターを要せずにロッドを設置できる 図8 。通常，ロッドは尾側から頭側に設置していく。

> **コツ&注意 NEXUS view**
> ロッドの設置に際し，S1 PSとの連結が難しいときは，さらに深くS2 AISを挿入する。それでも難しい場合はロッド尾側端を内側に曲げる。

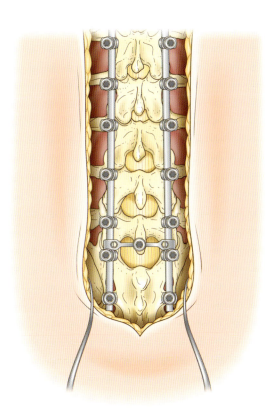
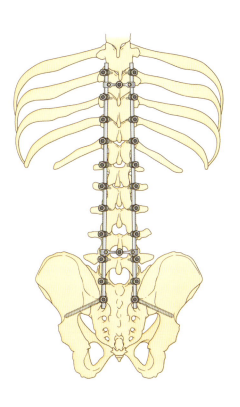

図8 S2 AIS挿入例におけるロッドの設置

167

4 従来法によるISの挿入

挿入部の作製

　従来法によるISの挿入経路は，Galveston techniqueと同様であり，上後腸骨棘と下前腸骨棘を結ぶラインである．ISの挿入点となる上後腸骨棘部分の骨を，ノミやリウエルで十分に切除して挿入部を作製する 図9a 。骨切除の目安は，残った上後腸骨棘の辺縁の高さよりもスクリューヘッドが低くなるようにすることである．切除した骨は移植骨用に保存する．

プロービング

　S2 AISのときと同様に，大転子の位置から下前腸骨棘の方向を類推し，プローブを挿入していく 図9b 。挿入角度は個々の骨盤形態によるが，おおむね外側に20～35°，尾側に30～35°である．

　過度の抵抗がないことを確認しながら，プローブを慎重に外板と内板の間に進めていく．適宜，透視によりプローブが腸骨内にあること，経路が坐骨切痕の上を通って下前腸骨棘（臼蓋上縁）に向かっていることを確認する．

　フィーラーで皮質骨の穿破がないことを確認しながら，目的とする深さ（長さ）までプロービングを行う．

> **コツ&注意　NEXUS view**
> 挿入部の骨切除には躊躇しない．ここは皮膚に近いため，浅いとスクリューヘッドやロッドとの接続部が突出し，疼痛や褥瘡の原因となる．また，ISを深めに挿入しておいたほうが，ロッドやS1 PSと連結しやすい．

> **コツ&注意　NEXUS view**
> ・必要であれば，腸骨の外側面を骨膜下にある程度露出させ，ISの挿入角度を確認する．
> ・従来法ISはS2 AISよりも挿入点が大雑把である．従って，プローブの方向が定まるまではfunnel techniqueを用いるのもよい．

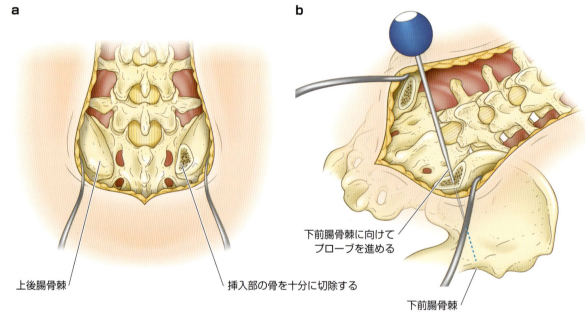

図9 従来法ISの挿入部の作製とプロービング
a：挿入部の作製．
b：プロービング．

骨盤アンカリング（S1 PS, S2 AIS, 従来法IS）

タッピングとスクリューの挿入

プローブによって作製したホールにタッピングを行い，スクリューを挿入する 図10a。中空式スクリューを用いる場合には，プローブで作製したホールにガイドワイヤーを刺入し，透視で位置を確認してからガイドワイヤー経由でタッピングを行い，スクリューを挿入する。

成人の場合，スクリュー長は70〜80mm以上，スクリュー径は8mm以上が望ましい。

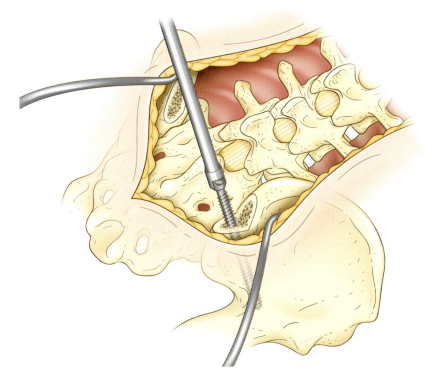

図10 従来法ISの挿入とコネクターを介したロッドとの連結①

a：スクリュー挿入

169

ロッドの設置

スクリューとロッドをコネクターで連結し，ロッドを設置する 図10b , 図10c 。

正中から上後腸骨棘外側までの連続した展開ができなかったために，上後腸骨棘内縁の筋膜に別の切開を加えてスクリュー挿入部を作製していた場合には，挿入部内側から筋・筋膜下にコネクターを正中の創部に通し，ロッドと連結するようにする。

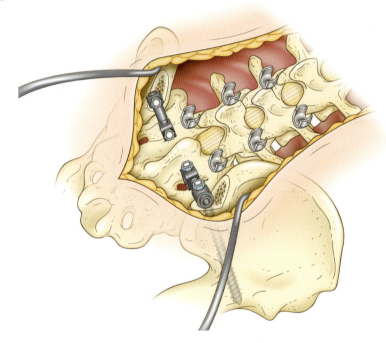

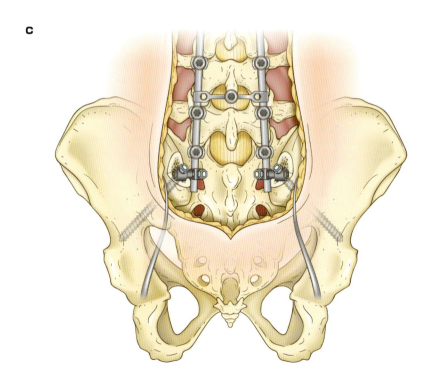

図10 従来法ISの挿入とコネクターを介したロッドとの連結②

b：コネクターの設置
c：ロッドの連結

5 Four-rod techniqueの骨盤アンカリング

　腰仙椎から骨盤により強固な固定性をもたせるためには，4本のロッドを設置するfour-rod techniqueが必要となる場合がある。

　この場合，左右に2本ずつISを挿入する必要があるが，仙骨が小さい場合には，片側に2本のS2 AISを挿入することは難しい。その場合，2本を従来法ISとして挿入するか，あるいは，S2 AISと従来法ISを1本ずつそれぞれ挿入することになる（コンビネーション法）図11。著者らは，コンビネーション法のほうが，スクリューヘッド同士の距離が離れるため，それぞれのIS挿入やロッドとの連結がしやすいと考えている。

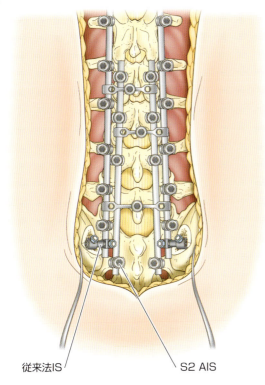

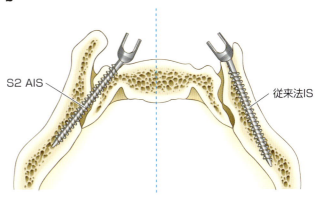

図11 S2 AISと従来法ISのコンビネーション

文献

1) Kebaish KM. Sacropelvic fixation：techniques and complications. Spine（Phila Pa 1976）2010；35：2245-51.
2) Jain A, Hassanzadeh H, Strike SA, et al. Pelvic Fixation in Adult and Pediatric Spine Surgery：Historical Perspective, Indications, and Techniques：AAOS Exhibit Selection. J Bone Joint Surg Am 2015；97：1521-8.
3) 阿部利樹, 阿部栄二, 小林　孝, ほか. Sacral alar-iliac screw刺入のための骨盤計測. 整形外科 2013；64：1090-3.
4) Shen FH, Mason JR, Shimer AL, et al. Pelvic fixation for adult scoliosis. Eur Spine J 2013；22（Suppl 2）：S265-75.

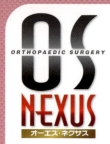

II. 大侵襲を支える匠のワザ

特発性側弯症に対する矯正手技

国立病院機構神戸医療センター整形外科　**鈴木　哲平**

Introduction

術前情報

●適応と禁忌

　特発性側弯症は除外診断が基本であるため，Chiari奇形，脊髄空洞症，脊髄係留症候群などの脳脊髄の異常を術前MRIで除外する。またMarfan症候群や多発性神経線維腫症などにある椎骨の微細な変化，部分的な先天性異常椎などを見逃さない。疾患が異なると手術方針や固定範囲の考え方が異なることもある。これと同様に適応年齢も重要な要素である。思春期特発性側弯症を想定して本項では解説するが，30歳代以降であれば椎骨の変化や症状によって，手術方針や固定範囲の考え方は多岐に及ぶ。Cobb角80°以上の重度変形の症例には思春期側弯症だけではなく学童期特発性側弯症も含まれている可能性があり，これらの側弯は思春期のものと比較して後弯を伴ったり，頂椎が尾側であったりという傾向[1]に注意して固定範囲を適宜広げる必要がある。Lenke分類においては，側屈で25°以上残存する構築性カーブの矯正固定を基本とするが，骨成熟度，lumbar modifierや腰椎の回旋変形，あるいは術後における肩バランス，adding onといったさまざまな要素を加味すると，固定範囲には一定の基準はなく，術者によって異なり，本項では省略する。

●麻酔

　全身麻酔下で行うが，神経モニタリングを筋電図で拾う場合には，基本的に筋弛緩薬を回避しなければならない。

●体位

　腹臥位で，Jackson tableなどを使用して腰椎前弯位をとって施行されることが一般的である。

●インプラントの選択

　インプラントの選択は，アンカー設置や矯正方法に直接影響する重要な要素である。アンカーの選択は，フック，椎弓下ワイヤリングはもとより椎弓根スクリュー（pedicle screw；PS）法が一般的になった現在では，①スクリュータイプの選択，②ロッドへの接続方法，③ロッドの材質や直径，形状などさまざまな選択肢が存在する。

手術進行

1. 皮切，展開
2. 下関節突起切除，PSマーカー挿入
3. 上関節突起切除，PS挿入
4. ロッドベンディング
5. ロッド挿入・矯正
6. 回旋矯正
7. Décortication

スクリュータイプの選択 図1

スクリュータイプは現在サイドローディングタイプよりチューリップタイプが主流であり，①monoaxial，②uniaxial，③polyaxialに大別される。スクリューヘッドの機構は，椎体に加わる矯正力とロッド接続の自由度によって使い分けられている。uniaxial screwはその構造からpolyaxial screwよりも椎体の回旋矯正および胸椎後弯保持に有利である[2]。また矢状面の胸椎後弯においてはmonoaxial screwで胸椎後弯が減弱し[3]，uniaxial screwでは胸椎後弯を保持できたと報告されている[4]。

ロッドへの接続方法

スクリューヘッドへのロッドの接続は，イントロデューサーを小型化したアプロキシメーションデバイス，あるいはエクステンダー，タブの使用により簡便かつ緩徐に行えるようになってきた。

ロッドの材質や直径，形状

ロッド径は，5.5mm，6.0mm，6.35mmが多く使用されている。材質は以前のステンレススチール製に置き換わり，チタン合金製やコバルトクロム製を用いることが多い。最近では円形以外のレール形状のロッドも使用可能となっている。材質の違いは剛性（stiffness）だけではなく，降伏強度（yield strength）などの特性を考慮して選択する。PS法以来，強力なアンカーに対するより剛性の高いロッドが選択可能となったが，手技に習熟するまでは安全性を優先したインプラント選択が望ましい。

> **コツ&注意 NEXUS view**
>
> 当院では5.5mm径を使用し，凹側ロッドは円形コバルトクロムロッドもしくはrail型コバルトクロムロッドを使用し，凸側はチタン合金製円形ロッドを使用している。チタンロッドのspring backする性質を利用して，ハンプをおさえ込んでいる。

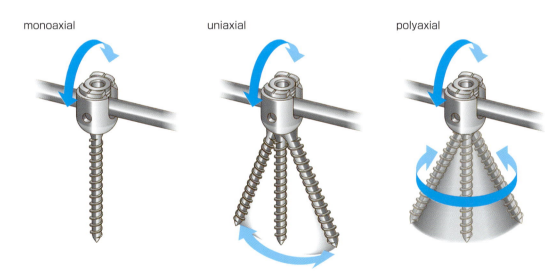

図1 スクリューのタイプ

Fast Check
① 十分な骨切りができているか。
② ロッド2本同時挿入のように，ロッドがスクリューヘッドに収まるまでに矯正を加える。
③ 椎体の挙動を意識した矯正。必ず矯正方向に対するカウンターを用意する。

手術手技

1 皮切，展開

皮切を直線とするか，棘突起列に若干沿わせるか，ということで意見が分かれるが，Cobb角が60°程度であれば直線としたほうが，縫合のしやすさや術後の美容面でもよいと考える。Cobb角が100°を超えるような場合は，頂椎の棘突起列があまりに正中から外側に偏位するため，緩やかな弯曲の皮切を考慮することがある。

筋層の展開は十分に外側まで横突起を露出して，解剖学的なオリエンテーションを明確に把握する。

> **コツ&注意 NEXUS view**
> スクリュー挿入時に胸椎上関節突起の横径を確認するためには，内側は黄色靱帯付着部を十分に確認し，外側は横突起基部から上関節突起外側の形状を確認するために十分外側まで展開する。

2 下関節突起切除，PSマーカー挿入

上関節突起の軟骨面を露出させる目的は，PSの挿入点や挿入角度を推し量るメルクマールとすることである。同時に関節包や軟骨面をエアトームで削り取ることで，オリエンテーションがより明瞭になり，décorticationが完了する。

棘突起，胸椎では横突起を肋横関節から基部辺りまで切除して，局所移植骨として採取する。椎弓根径の小さい頂椎凹側のプロービングの際には，肋横関節の軟骨面は椎弓根外縁を推し量るメルクマールとなる。

椎弓根をプロービングした後，マーカーを挿入して透視にて位置確認を行う。

3 上関節突起切除，PS挿入

PSホールはタッピングまで終了した後に，スクリューの挿入は行わず骨ろうでいったん止血する。その後正中黄色靱帯から外側上関節突起にかけてV字型に後方成分の切離を行い，止血操作後に初めてPSを挿入する。理由は骨切り時にスクリューヘッドが邪魔になることと，スクリュー挿入以外の操作においては硬膜の露出以前に済ませておいたほうが安全と考えるからである。Ponte骨切りは，側弯において矯正前の骨切り術の1つである。ただし出血量が増えるだけで矯正率には優位性がないとの報告[5]がある一方，対照群と比較して側弯矯正における優位性を示す報告もある[6]。

特発性側弯症においては良好な胸椎後弯作成が課題であり，後部脊椎の後方開大が必要である。後方開大のためには黄色靱帯の切離および椎間関節包の切離で軟部組織の解離にとどめるという意見もあるが，著者らは腹側椎間関節の確認，切離には上下関節突起の切除が必要と考えている。

> **コツ&注意 NEXUS view**
> - Ponte骨切りは上関節突起先端にむけてV shapeに行うほうが，PS挿入時に上関節突起部分にひびが入ることを避けられる。
> - PS挿入の際は，さまざまな角度から当該椎骨のオリエンテーションをつけなければならないが，この際に隣接椎骨の形状に惑わされないためにも，頭側椎骨の下関節突起の切除は重要である。上関節突起の軟骨面の傾斜角が十分把握できる状態で行うことが安全である。同一椎骨内では椎弓根径の広い凸側を挿入した後に，これをメルクマールとして凹側挿入を行ってもよい。
> - 頂椎凹側の椎弓根径の小さい椎体にPSを挿入するか否か意見の一致をみていない。具体的にはメインカーブ頂椎，つまりTh7，Th8，Th9左側と上位胸椎カーブ，つまりTh3，Th4右側である。In-out-inなどtrajectoryを他のスクリューと変更した場合は，スクリューヘッドの並びが頭・尾側において一様でなくなるので，スクリューヘッドの自由度が高いタイプに変更する必要も考慮する。

4 ロッドベンディング

　ロッド挿入のために，矯正前の脊椎あるいはアンカーの並びに合わせた形状のロッドを作製するのではなく，矯正後の脊椎に合わせた形状のロッドを作製するとよい。つまり矯正前の冠状面での側弯変形の頂椎と，矯正後の矢状面弯曲の変曲点を一致させる必要がない 図2 。挿入するロッドの形状は胸椎後弯作成を意識して，挿入後のロッドの曲げ損失を考慮したオーバーベンディングとする。冠状面のカーブタイプは術前の胸椎後弯には影響するがその他の矢状面パラメータには影響しない[7]。また術後の胸椎後弯が腰椎前弯に影響する[8,9]ことから，固定尾側端が上位腰椎の場合は，ロッド形状は後弯を意識したシングルな弯曲としている。固定尾側端がL3やL4に至る場合は，AISにおいては固定端の違いがQOLに差こそ生じないとしている[10]が，ロッドを含めたアライメントはL3とL4の間で大きく変化することを意識して矯正しなければならない。

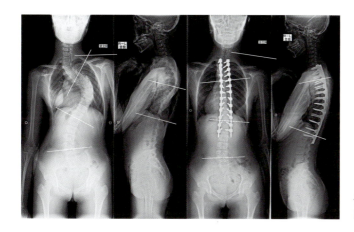

側弯の頂椎とロッドの後弯の頂椎は同じとする必要はない

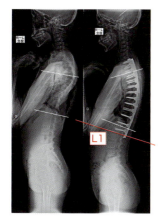 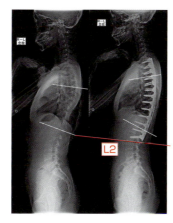

L2までならスクリューでlumbar lordosisを再現（uniaxial screw headの首ふりによる）Rodにlordosisをつけていない

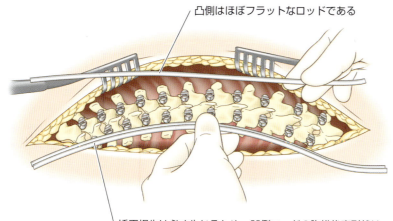

凸側はほぼフラットなロッドである

矯正損失は必ず生じるため，凹側ロッドの胸椎後弯形状は20～30％オーバーベンディングとする

図2 ロッドベンディング

> **コツ&注意　NEXUS view**
>
> - 胸椎ダブルカーブでも上位胸椎カーブをアプロキシメーションデバイスで緩徐に連結していくなかで，胸椎シングルカーブと同様に矯正を始めることができる 図3 。
> - 頭側固定端（upper instrumented vertebra；UIV）のスクリューはpolyaxialとしている。上位胸椎カーブのuniaxialスクリューがロッドでキャッチしにくい場合は，さらにもう1カ所polyaxialスクリューとする。なぜなら上位胸椎カーブの回旋矯正は行っていないためである。

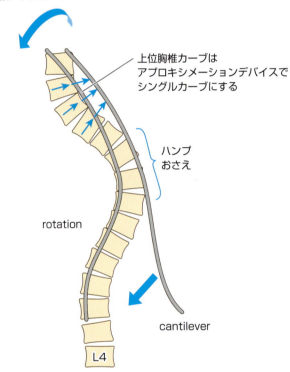

図3　胸椎ダブルカーブの矯正

5 ロッド挿入・矯正

矯正方法やその順番はさまざまであるが，矯正原理は，①translation，②rotation，③distraction-compressionの3点である。

使用デバイスのさまざまな特性によって若干の変更点があるものの，多くの矯正手順が，①ロッド挿入，②ロッドローテーション，③回旋矯正，④distraction-compressionの順で記載されている。ただしCobb角が大きい，後弯を伴う場合などはロッド挿入時点で困難を伴う。

ロッド挿入後に矯正を行うわけではなく，ロッド挿入時にはすでに矯正が始まっており，ロッド設置が完全でなくとも同時進行でさまざまなテクニックを利用する。以前は椎弓下ワイヤリングを行って頂椎部の緩徐な正中化を行ってきたが，前述のアプロキシメーションデバイスやタブを用いることで，スクリューヘッドにはまり込む前にさまざまな矯正操作を加えることができる。

> **コツ&注意　NEXUS view**
>
> **なぜロッド挿入は2本同時なのか**
>
> 2本同時での挿入は手技が煩雑化するが，1本のロッドを完全に挿入してしまうと矯正の自由度が減少してしまう。また凹側の引き上げと凸側ハンプの押し込みを同時に行うことで，矯正時の頂椎の軌道を最小限に抑える。これは矯正時の脊髄への伸長方向の負担を軽減することを目的とする 図4 。

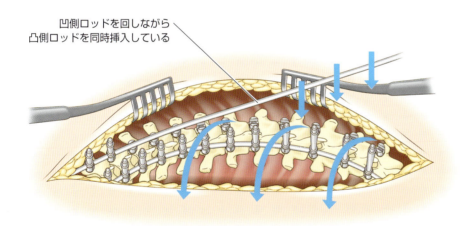
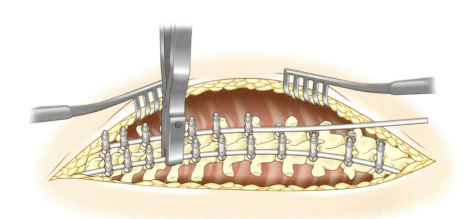

図4 2本同時でのロッド挿入

> **コツ&注意 NEXUS view**
>
> **なぜ頭側からか**
> 　胸椎カーブの場合，凸側ロッド同時挿入によりハンプを抑え込む点と，最終的にcantilever techniqueなどでロッド挿入が容易であるのは，可撓性の高い腰椎であることを考慮すると，頭側から徐々にロッドをアプロキシメーションデバイスの使用でスクリューヘッドに落とし込んでいく。凸側チタンロッドによるハンプの抑え込みの際にはロッドが浮いているところがヒンジとなるため，これより頭側のスクリューに引き抜け方向の力が作用するため，頭側3椎はスクリューに合わせた形状としてロックしておく。上位胸椎が固定範囲に含まれる場合はT2からT4辺りを用いれば十分であるが，頭側端がT5であればT5からT7まではハンプ抑え込み時のカウンターとして使用する 図5 。

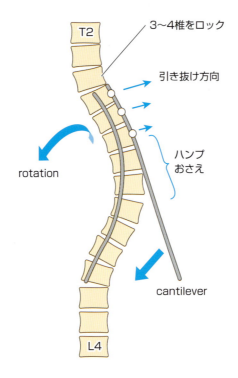

図5 頭側からのロッド挿入

特発性側弯症に対する矯正手技

> **コツ&注意 NEXUS view**
>
> **頂椎部の矯正**
>
> 　頭・尾側のスクリューヘッドに沿わした状態とする．この際に頂椎部を引き上げるにはあまりにも距離がある場合は，ロッドローテーションを用いて頂椎部を引き上げてもよい 図6a．ただし胸椎シングルカーブも多くの場合，頂椎付近は前側弯となっていて，自動車レースのバンクのようにえぐれている 図6b．この局所で矢状断を切り取ると 図7a② のようになる．これは頂椎付近の椎体形状の非対称性に起因しており 図7b，後弯作製を困難としている理由の1つである．従ってロッドにそのままアンカーを引き寄せて後弯作製を試みた場合，図7a① のような配列であれば可能である．しかし現実は 図7a② のように前方の椎体高が大きい頂椎がえぐれるようにはまり込んでいるため，後弯作製時には後部脊椎が明らかに開大する．同様にスクリューヘッドの距離も開大するため，頭・尾側方向に開大するようにロッドに引き寄せてくる必要がある．この場合頭・尾側のスクリューを両方同時にロックしてしまってはならない．

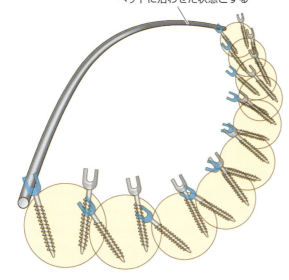

a ロッドは頭・尾側のスクリューヘッドに沿わせた状態とする

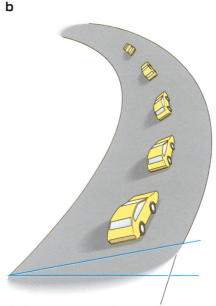

b 胸椎シングルカーブも多くの場合，頂椎付近は前側弯となっていて，自動車レースのバンクのようにえぐれている

図6 頂椎部の矯正

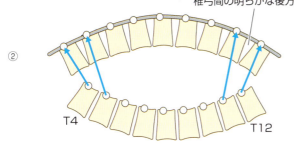

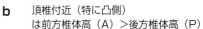

椎弓間の明らかな後方開大

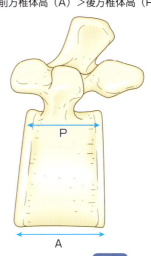

b 頂椎付近（特に凸側）は前方椎体高（A）＞後方椎体高（P）

図7 非対称椎体

PSの最大の利点である回旋矯正は両側のロッド設置が完了した後に行うことが多いが，ロッドによる制約が大きく矯正力が伝わりにくい。一方で，アプロキシメーションデバイスを用いて1〜2cmスクリューから離れた状態でも回旋矯正が施行できる。つまりロッドが完全にスクリューヘッドにはまり込むまでに回旋矯正を加えるため，自由度が高い。具体的には，ダブルメジャーカーブの際の回旋変形が強い腰椎凹側スクリューを引き上げる際などに有用である。

6 回旋矯正

　スクリューヘッドにロッドを落とし込んでいく際に，ある程度回旋矯正を済ませておく。この際に，スクリューヘッドの可動性によって矯正力の伝わり方が違うことを十分理解しておく必要がある。回旋矯正には常にカウンターが必要である。ロッド自身がつられて回旋しないように把持することはもとより，回旋矯正を加える椎体とこれに逆らう椎体を明確にして把持しておかなければ，固定範囲全体が矯正方向に揺さぶられるだけになってしまう 図8。

　矯正原理をかなえるのはすべて椎体同士の綱引きである（これ以外は術後立位での代償性カーブ矯正である）。従って回旋変形も同様に，尾側椎体を固定した状態で頂椎に回旋矯正を加える。1椎体間で行うより固定範囲全体で行ったほうが効果的であると考える。

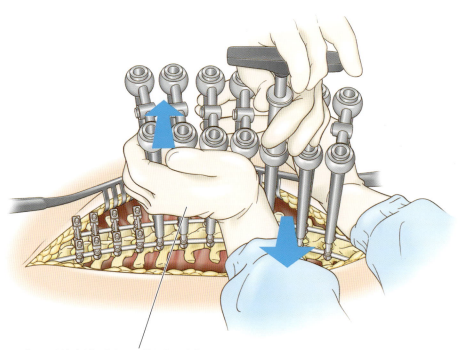

①ロッド自身がつられて回旋しないように，
②回旋矯正を加える椎体とこれに逆らう椎体を明確にして，椎体を把持する

図8　回旋矯正

> **コツ&注意　NEXUS view**
>
> これらのデバイスを用いると，スクリューヘッドから離れた位置にロッドがあっても十分引き寄せが可能であり，スクリューヘッド内にロッドがなくともスクリューを用いた矯正を始めることが可能となる．ただしスクリューの特性を熟知しておく必要があり，monoaxialスクリューとuniaxialスクリューは回旋矯正力を椎体に伝えることができるが，polyaxialスクリューであれば回旋力は逆の方向に働く．ただしこの場合でも，水平方向のtranslationを加えることができる 図9 。

　最後にdistraction-compressionで頂椎を中心に前額面での矯正を行う．固定頭・尾側端の椎体終板の傾斜はロッドに対して水平が基本であるが，固定範囲のバリエーションによっては過矯正を要することもあり，場合により術中透視もしくはX線撮影を考慮する．

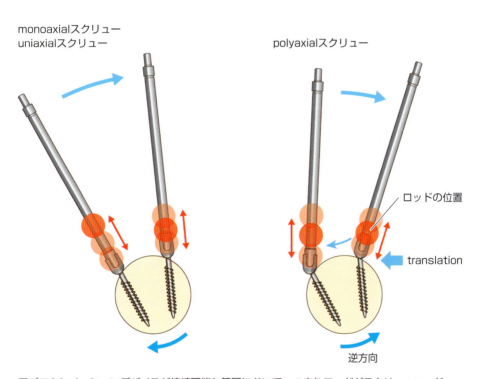

アプロキシメーションデバイスが接続可能な範囲において，つまりロッドがスクリューヘッドから離れた状態でtranslationやderotationの矯正力を椎体に加えることができる．このためスクリュータイプによる椎体の挙動の違いを認識しておく必要がある．

図9 回旋力の方向

7 Décortication

　Ponte骨切りの際に椎間関節が十分にdécorticationされている。さらに椎弓をノミで有茎となるように皮質骨部分をまくり上げる。骨切りに加えての後弯作製に伴い，矯正後の椎間関節には若干の開きがある。この部位に移植骨片が落ち込まないようにコラーゲン型の人工骨をはさみ込むように挿入し，その上から局所骨を移植する。

> **コツ&注意　NEXUS view**
>
> **矯正のバリエーション－rectangular rod－**
> 　あらかじめ2本のロッドをクロスリンクコネクターで連結したものを頭側から接続していく。組み上げたロッドは平面をなして脊椎を引き上げてくるため，椎体の挙動を最小限に抑えることができると考える 図10。
> 　腰椎カーブ（Lenke分類Type 5C, 6C）においては腰椎の回旋矯正を重視する。凸側からのロッドで腰椎前弯を作製する際に，尾側2椎にコンプレッションをかけてロックしたスクリューごと，エクステンダーもしくはアプロキシメーションデバイスを把持してロッド回旋を行う。この際にも同時に凹側スクリューを用いて回旋力を加えながら引き上げてくる。Type 6Cは，胸椎にカウンターとなるアンカーが多いので回旋力を十分に利用できる。一方，Type 5Cは頭側2～3椎のみのカウンターとなるため，2本ロッド連結後にもう1度回旋矯正を行う。

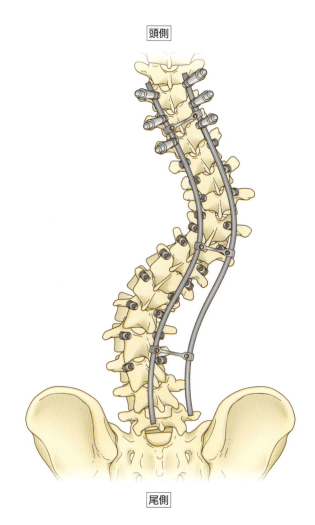

図10　ロッドの接続

文献

1) McElroy MJ, Sponseller PD, Fuhrhop SK, et al. Clinically significant differences exist between curves in operative idiopathic early-onset scoliosis and adolescent idiopathic scoliosis. Spine 2013; 38(16): 1368-74.
2) Dalal A, Upasani VV, Bastrom TP, et al. Apical vertebral rotation in adolescent idiopathic scoliosis: comparison of uniplanar and polyaxial pedicle screws. J Spinal Disord Tech 2011; 24(4): 251-7.
3) Lehman RA Jr, Lenke LG, Keeler KA, et al. Operative treatment of adolescent idiopathic scoliosis with posterior pedicle screw-only constructs: minimum three-year follow-up of one hundred fourteen cases. Spine 2008; 33(14): 1598-604.
4) Demura S, Yaszay B, Carreau JH, et al. Maintenance of thoracic kyphosis in the 3D correction of thoracic adolescent idiopathic scoliosis using direct vertebral derotation. Spine Deformity 2013; 1: 46-50.
5) Halanski MA, Cassidy JA. Do multilevel Ponte osteotomies in thoracic idiopathic scoliosis surgery improve curve correction and restore thoracic kyphosis? J Spinal Disord Tech 2013; 26(5): 252-5.
6) Pizones J, Sánchez-Mariscal F, Zúñiga L, et al. Ponte osteotomies to treat major thoracic adolescent idiopathic scoliosis curves allow more effective corrective maneuvers. Eur Spine J 2015; 24(7): 1540-6.
7) Hu P, Yu M, Liu X, et al. Analysis of the relationship between coronal and sagittal deformities in adolescent idiopathic scoliosis. Eur Spine J 2016; 25(2): 409-16.
8) Blondel B, Lafage V, Schwab F, et al. Reciprocal sagittal alignment changes after posterior fusion in the setting of adolescent idiopathic scoliosis. Eur Spine J 2012; 21(10): 1964-71.
9) Matsumoto H, Colacchio ND, Schwab FJ, et al. Flatback Revisited: Reciprocal Loss of Lumbar Lordosis Following Selective Thoracic Fusion in the Setting of Adolescent Idiopathic Scoliosis. Spine Deform 2015; 3(4): 345-51.
10) Ding R, Liang J, Qiu G, et al. Evaluation of quality of life in adolescent idiopathic scoliosis with different distal fusion level: a comparison of L3 versus L4. J Spinal Disord Tech 2014; 27(5): E155-61.

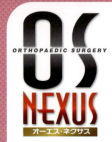

II. 大侵襲を支える匠のワザ

成人脊柱変形に対する矯正手技

函館中央病院脊椎センター　**金山　雅弘**

Introduction

術前情報

●適応と禁忌

　手術適応を決めるうえで，術後リハビリテーションや歩行姿勢の指示に患者が協力できるかどうかが非常に重要である．手術でどんなによい矯正位が獲得できても，患者が術後に不良姿勢をとってしまえば，fixation failureが生じるリスクが高い．患者には「治療の成功は，手術が半分，術後リハビリテーションが半分」であることを認識してもらい，「説明を理解し，術後の指示をしっかり守れる患者」のみを手術の対象とすべきである．認知症（指示を理解できない），Parkinson病（本人の意思に反して前傾姿勢になってしまう）などは手術適応を慎重にすべきである．

●成人脊柱変形に対する矯正理論

・手術で直接治せるもの，治せないもの

　変形矯正の目標は，全脊柱アライメント（sagittal vertical axis；SVA）および骨盤後傾（pelvic tilt；PT）の改善，骨盤・腰椎アライメント不適合の解消（PI-LL）である[1]．これらのパラメータのうち，pelvic incidence（PI）は個々の患者で固有の値であり，SVAやPTは腰椎前弯（lumbar lordosis；LL）の改善に伴って二次的に改善されるものである．従って，変形矯正手術で直接改善できるのはLLのみである．

・矯正術式の選択

　LLの目標矯正角度によって決定する．後方経路腰椎椎体間固定術（posterior lumbar interbody fusion；PLIF）や経椎間孔的腰椎椎体間固定術（transforaminal lumbar interbody fusion；TLIF）での矯正は両側椎間孔除圧（Ponte osteotomy骨切り術）を加えることで，1椎間当たり10〜15°の後弯矯正が可能である．30°以上の矯正が必要な症例は，椎体骨切り術[pedicle subtraction osteotomy（PSO），vertebral column resection（VCR）]の適応である．

・固定範囲はどうする？

　理論的には，できるだけ下位腰椎で矯正して前弯を作りたい．例えば，L2で骨切りした場合とL4で骨切りした場合には，L4で骨切りしたほうがSVAはより後方へ移動する 図1 ．しかし，骨切りレベルが下位腰椎になればなるほど，distal anchorが少なくなるため，固定性の点では不利になる．L2で骨切りすればL3-L5をdistal pedicle screw

手術進行

1. 術前に注意すべきこと
2. 皮切，展開〜スクリュー挿入
3. 骨切りレベルの頭・尾側でのPLIF
4. 骨切り手技
5. 後弯矯正操作

184

anchorとして腰仙椎固定を避けることができるが，L4で骨切りすればdistalのpedicle screw anchorはL5，S1のみとなり，腸骨スクリューによるdistal anchorの補強が必須となる 図2 。高齢者では特に骨粗鬆症による骨脆弱性が問題となるため，矯正効果を優先して下位腰椎で骨切りするよりも，固定アンカーの確保を優先して中位腰椎で骨切りするほうが安全である。

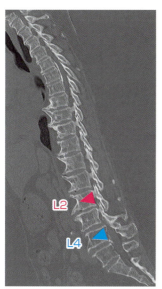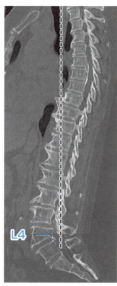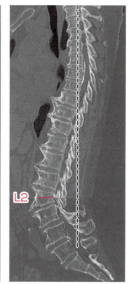

図1 骨切りレベル

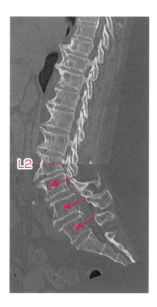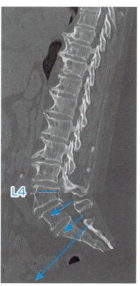

図2 固定アンカー

❶複数の椎体をスクリューとロッドで一塊とすることで強固な固定アンカーとなり，骨粗鬆症による骨脆弱性がある症例でも大きな矯正力をかけることができる
❷Xia® 3 SUK® direct vertebral rotation (DVR) system (Stryker社，以下SUK DVR system) を用いた後弯矯正法は，大きな矯正力を制御しながらかけられるのが最大の利点であり，椎体骨切り量は後方1/2～2/3程度で十分な矯正が得られる。

185

手術手技　後弯症に対するPSOの場合

1　手術前に注意すべきこと

　長期にわたって代償性に股関節および膝関節を屈曲させて立位姿勢を保持していることから，股関節の拘縮を伴うことが少なくない．術前より股関節可動域訓練や股関節周囲筋の筋力訓練など，リハビリテーション介入が必要である．股関節の拘縮を放置したまま変形矯正手術を行うと，固定端のスクリューへの負荷が増し，矯正損失のリスクが高まる．

　未治療の骨粗鬆症や既存の脆弱性骨折がある症例では，手術を行う2〜3カ月前よりテリパラチドによる骨粗鬆症治療を開始する．手術前にアンカーとなる椎体の骨強度を改善させておくことは，fixation failureを防ぐ意味で重要である．また，テリパラチドは強力な骨量増加作用だけでなく骨形成促進作用を有し，脊椎固定術における骨癒合促進にも有利にはたらく可能性がある．

2　皮切，展開〜スクリュー挿入

　骨切りレベルの頭・尾側へそれぞれ3椎体分，棘突起から椎弓・横突起を展開する．高齢者の脊柱変形では，骨粗鬆症による椎体の骨脆弱性があることを前提に考える．骨切りレベルをはさんだ頭・尾側のそれぞれ3椎体に椎弓根スクリューを挿入し，それぞれロッドで締結する 図3 ．複数の椎体をスクリューとロッドで一塊とすることで強固な固定アンカーとなり，大きな矯正力をかけることができるようになる．また，矯正操作の際には応力が各スクリューに分散されるため，fixation failureが生じにくい．

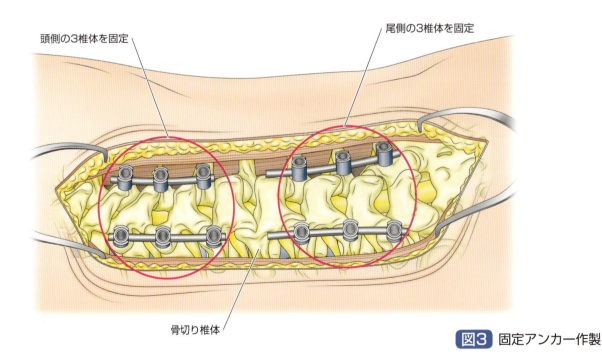

図3　固定アンカー作製

成人脊柱変形に対する矯正手技

3 骨切りレベルの頭・尾側でのPLIF

　骨切りレベルの椎弓切除および頭・尾側の椎間関節切除を行った後，骨切り椎体の頭・尾側椎間には必ずPLIFを行う。PLIFを加えなければ，骨切り椎体と固定アンカーの間に椎間板が介在することとなり，ロッド折損や矯正損失の原因となる。固定範囲がすべて骨性に連続するようにPLIFを加えることが重要である。

　PLIFの際には，ブーメラン型ケージを椎体中央よりも前方に設置するようにする 図4 。椎間distractorを用いて椎間板腔を可及的に開大し，できるだけ高さのあるケージを挿入すると後弯矯正に効果的である。骨切りレベルで30°の矯正とPLIFで各10°の矯正で，理論的には50°の矯正角度を獲得できる。

> **コツ&注意　NEXUS view**
> 　骨癒合獲得のためケージの後方にもしっかり骨移植を行うべきだが，矯正操作の前に移植骨を充填すると移植骨自体がインピンジして矯正の妨げになる可能性がある。ケージ後方への移植骨の充填は必ず矯正操作終了後に行う。

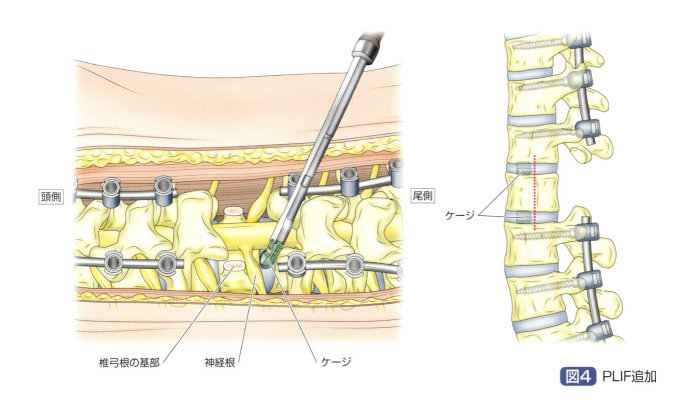

図4 PLIF追加

4 骨切り手技

　骨切り手技は，横突起および椎弓根を切除し，骨膜下に椎体側壁を露出させることから始める。SUK DVR systemを用いた後弯矯正法（後述）では，椎体前壁までの剝離は必要なく，椎体の後方2/3程度を剝離するだけでよい。

　次に，椎弓根基部よりエアドリルを用いて椎体内を掘削し，椎体後壁を切除した後，薄くなった椎体側壁をレクセルロンジュールなどを用いて切除する 図5 。SUK DVR systemによって大きな後弯矯正力をかけられるため，椎体の骨切りは後方1/2〜2/3程度で十分であり，残った椎体前方部分は後弯矯正操作の際の支点となり，前方支柱としても機能する。

> **コツ&注意 NEXUS view**
> 椎体側壁の剝離や椎体の掘削の際には，X線側面透視を用いて，剝離範囲と掘削範囲を確認しながら手技を進めるのが安全である。

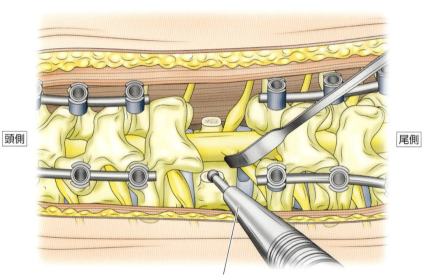

エアドリルで椎体を削っていく

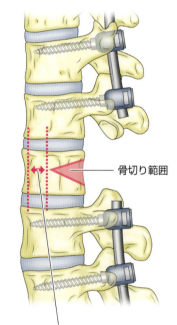

骨切り範囲

骨切りは椎体の後方2/3にとどめ，前方1/3はそのまま残す

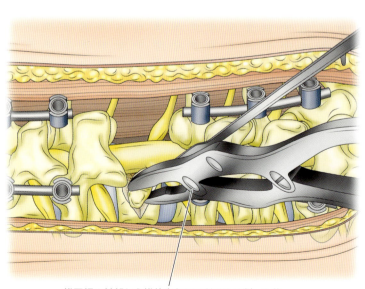

椎弓根の基部から椎体内をエアドリルで削った後，残った椎体の骨皮質をレクセルロンジュールで切除する

図5　骨切り手技

5 後弯矯正操作

　PSOでは椎体を前壁まで十分に展開し，前方骨皮質を残して切除するか全周性に切除することが主流であるが，術中に骨切り部に著しい不安定性が生じるため予期せぬ転位が生じ，神経合併症や大血管損傷をきたした症例が報告されている[2〜3]。椎体前壁までの展開および骨切りは手技的な難しさだけでなく，潜在的に重篤な合併症の危険性がある。また，後弯矯正操作は一般に，徒手的に押したり，手術台を伸展位にして下肢を挙上したりするが，これらの方法では矯正力を制御することが難しく，骨切り量が不十分であれば矯正不足となり，骨切り量が過度であれば骨切り部で転位を引き起こすこととなる。骨切り量を最小限にとどめ，脊柱の支持性を残しつつ，コントロール可能な矯正力を用いて矯正するために，脊柱側弯症手術のderotation maneuverのために開発されたSUK DVR systemを用いることが有用である[4]。

　SUK DVR systemを用いた後弯矯正の際には，矯正用のチューブ同士が干渉しないように，チューブは最頭側および最尾側のスクリューに設置するのがポイントである図6。

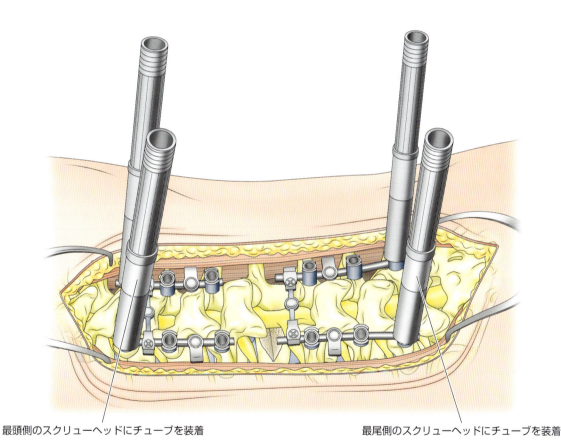

最頭側のスクリューヘッドにチューブを装着　　　　　最尾側のスクリューヘッドにチューブを装着

図6 チューブ取り付け

また，チューブを最頭側および最尾側のスクリューに装着すると，チューブの引き寄せ幅が大きくなり，より大きな矯正角度が得られる．脊髄モニタリングの下，チューブ同士を徒手的に寄せるようにして後弯矯正を行い 図7 ，良好な矯正位が得られたらチューブ同士をクリップで固定する 図8 ．

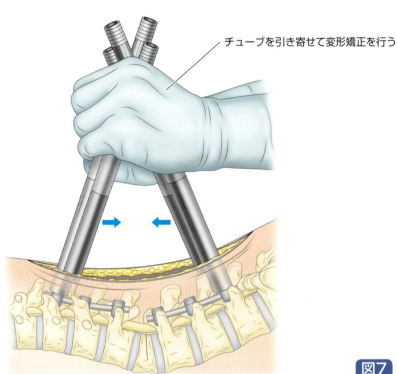

図7 チューブの引き寄せ

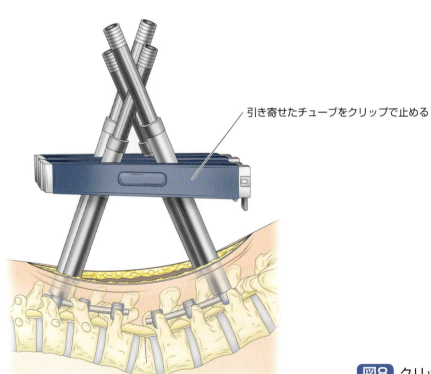

図8 クリップで止める

頭・尾側のロッド同士をロッドコネクターで連結する 図9 。

> **コツ&注意 NEXUS view**
>
> 固定アンカー同士をつなぐロッドとコネクターは，矯正操作に入る前にあらかじめ組んでおく（ただし，矯正の障害とならないようにコネクターの締結用のスクリューは緩めておく）。

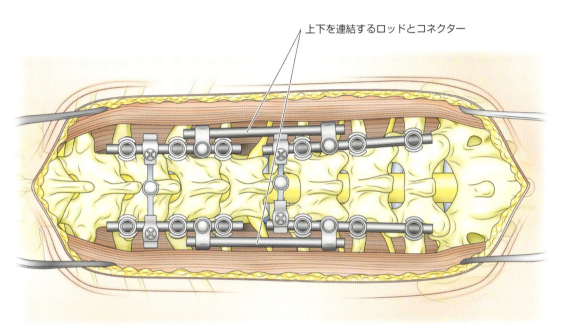

図9 ロッド締結

文献

1) Schwab F, Patel A, Ungar B, et al. Adult spinal deformity-postoperative standing imbalance : how much can you tolerate ? An overview of key parameters in assessing alignment and planning corrective surgery. Spine（Phila Pa 1976）2010 ; 35 : 2224-31.
2) Chang KW, Chen HC, Chen YY, et al. Sagittal translation in opening wedge osteotomy for the correction of thoracolumbar kyphotic deformity in ankylosing spondylitis. Spine（Phila Pa 1976）2006 ; 31 : 1137-42.
3) Arun R, Dabke HV, Mehdian H. Comparison of three types of lumbar osteotomy for ankylosing spondylitis : a case series and evolution of a safe technique for instrumented reduction. Eur Spine J 2011 ; 20 : 2252-60.
4) Kanayama M. Sagittal plane correction in pedicle subtraction osteotomy using the Xia 3 SUK Direct Vertebral Rotation System : technical note. J Neurosurg Spine 2013 ; 19 : 507-14.

「多分ここに神経が・・・」を「確実にここに神経がある！」にかえる1冊

うまくいく！ 超音波でさがす 末梢神経
100％効く四肢伝達麻酔のために

監修 田中 康仁 奈良県立医科大学整形外科教授
著者 仲西 康顕 奈良県立医科大学整形外科・臨床研修センター助教

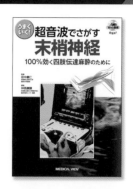

超音波ガイド下伝達麻酔は，必要最小限の局所麻酔薬で確実な効果を得ることができ，整形外科医にとって非常に魅力的な手技である。しかし，思ったような超音波画像を初心者が得ることは難しく，特に末梢神経の描出には困難が伴う。本書は，初心者でも必ず見える組織からスタートし，そこからどういう順番で目的の神経を探し当てるかについて，一手順ごとに，イラスト，写真で詳説し，効果的な針の進め方のテクニックを動画で示している。失敗しない四肢伝達麻酔のための手技も詳述した，整形外科医必携の1冊。

定価（本体 8,000円＋税）
B5判・176頁・オールカラー
写真300点，イラスト140点
Web動画視聴権付
ISBN978-4-7583-1364-3

部位別のエコーの撮り方，見方，読み取り方が，手元画像＋3DCT＋エコー画像で一目でわかる！　先天性股関節脱臼，関節リウマチについても詳細解説

これから始める 運動器・関節エコー
必ず描出するためのコツとテクニック

編集 石崎 一穂 三井記念病院 臨床検査部マネージャー
編集協力 藤原 憲太 大阪医科大学整形外科学教室講師
鈴木 毅 日本赤十字社医療センター アレルギーリウマチ科部長

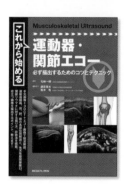

運動器・関節に対してエコーを使いこなすために必要な基礎知識・技術をまとめ，検査の流れに即して，運動器組織・肩・肘・膝の部位別に，1人で撮像するための方法，コツ，テクニック，エコーの見方・読み取り方を丁寧に解説。若手整形外科医，臨床検査技師の初学者にもわかりやすい紙面構成で，目的に応じた，診断に役立つ画像を描出するポイントを簡潔に解説。関節リウマチや先天性股関節脱臼に対する撮り方，診断法も詳細に解説している。

定価（本体 5,800円＋税）
A4判・260頁・オールカラー
写真1,000点，イラスト80点
ISBN978-4-7583-1367-4

「なにか変だぞ？」を解決します。X線、最初の一枚で見逃さない！

そのX線正常ですか？ 骨腫瘍の画像診断
疑う目を養う・鍛える

編集 尾﨑 敏文 岡山大学大学院医歯薬学総合研究科 整形外科教授
国定 俊之 岡山大学大学院医歯薬学総合研究科 運動器医療材料開発講座准教授

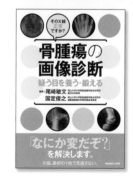

骨腫瘍治療の最大のポイントである「最初のX線で見逃さない」ことに重点をおき，主要な骨腫瘍それぞれの好発部位の典型画像を網羅し，どこに注目し，どのように所見をとるべきかを詳しく解説。Q&A形式の紙面構成で，良性腫瘍から悪性腫瘍，難易度の高い鑑別疾患までを取り上げ，段階的に骨腫瘍の読影トレーニングができる1冊。

定価（本体 5,000円＋税）
B5判・196頁・2色刷
写真450点
ISBN978-4-7583-1366-7

※ご注文，お問い合わせは最寄りの医書取扱店または直接弊社営業部まで。

メジカルビュー社
〒162-0845 東京都新宿区市谷本村町2番30号
TEL.03(5228)2050　FAX.03(5228)2059
E-mail（営業部）eigyo@medicalview.co.jp
http://www.medicalview.co.jp

スマートフォンで書籍の内容紹介や目次がご覧いただけます。

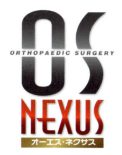

次号予告
2017年7月刊行予定

No.11

スポーツ復帰のための手術　肩・肘

編集担当　岩崎倫政

I 肩
- スポーツによる肩関節不安定症の病態と診断　　山本宣幸
- 超音波によるスポーツ肩肘障害の診断　　後藤英之
- 肩鎖関節脱臼に対する鏡視下烏口鎖骨靱帯再建術　　橋口　宏
- スポーツ選手に対する腱板断裂修復術　　菅谷啓之
- 肩関節不安定症に対する鏡視下Latarjet法　　末永直樹
- 肩関節不安定症に対する直視下手術　　望月智之
- ルースショルダーに対する手術療法　　船越忠直
- スポーツによる胸郭出口症候群の診断と手術法　　古島弘三

II 肘
- スポーツによる尺骨神経障害に対する手術法　　近藤　真
- 肘頭疲労骨折に対する診断と手術法　　佐藤和毅
- 肘内側側副靱帯再建術　　山崎哲也
- 肘離断性骨軟骨炎に対する膝骨軟骨柱移植術　　高原政利
- 肘離断性骨軟骨炎に対する肋軟骨柱移植術　　田中啓之
- 上腕骨外側上顆炎に対する手術治療　　新井　猛
- 肘関節外側不安定症に対する手術治療　　稲垣克記
- 肘スポーツ障害に対する鏡視下手術　　岩目敏幸

＊項目は一部変更になる場合がございます。

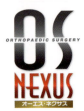

バックナンバーのご案内

No.1 膝・下腿の骨折・外傷の手術
編集 宗田 大／170ページ，2015年1月発行，定価11,880円（8％税込）

No.2 頚椎・腰椎の後方除圧術
編集 西良浩一／198ページ，2015年4月発行，定価11,880円（8％税込）

No.3 手・手関節の骨折・外傷の手術
編集 岩崎倫政／170ページ，2015年7月発行，定価11,880円（8％税込）

No.4 股関節周囲の骨折・外傷の手術
編集 中村 茂／210ページ，2015年10月発行，定価11,880円（8％税込）

No.5 スポーツ復帰のための手術　膝
編集 宗田 大／196ページ，2016年1月発行，定価11,880円（8％税込）

Ⅰ．前十字靱帯（ACL）
遺残組織を温存した解剖学的二束前十字靱帯再建術／遺残組織背面からのアプローチによるACL再建術／遺残組織を温存したACL再建術／膝蓋腱を用いた解剖学的前十字靱帯再建術／脛骨骨切り術を併用したACL再建術

Ⅱ．半月板
内側・外側半月板に対する損傷形態別手術／円板状半月板に対する形成・縫合術／逸脱外側半月板に対する鏡視下centralization法

Ⅲ．複合靱帯
後十字靱帯再建術を併用した内側・後内側構成体再建術／後十字靱帯再建を併用した外側側副靱帯・後外側支持機構の同時手術

Ⅳ．膝蓋骨
MPFL再建術を中心とした膝蓋骨不安定症（膝蓋骨脱臼・亜脱臼）の手術／脛骨粗面移行術による膝蓋骨不安定症の治療

Ⅴ．軟骨
軟骨欠損や関節症に対する関節面再建術／培養軟骨移植による軟骨修復

Ⅵ．膝痛
膝関節痛の関節鏡視下手術

No.6 脊椎固定術　これが基本テクニック
編集 西良浩一／198ページ，2016年4月発行，定価11,880円（8％税込）

Ⅰ．固定術に欠かせない基本テクニック
頚椎椎弓根スクリューの挿入法／胸椎・腰椎椎弓根スクリューの挿入法／Subparsネスプロンテーピング法－腰椎変性側弯症手術（矯正固定術）において／フックの掛け方，選び方／移植骨母床作製（後側方，椎体間）と各種人工骨の特徴

Ⅱ．頚椎固定術の基本テクニック
C1-C2固定術－Magerl法／C1-C2固定術－Goel法／C1-C2固定術－クロッシング・C2ラミナスクリュー／C3-C6頚椎外側塊スクリュー－Roy Camille法／C3-C6固定術－Magerl法／頚椎椎体亜全摘－前方除圧固定術

Ⅲ．腰椎固定術の基本テクニック
TLIF（経椎間孔的腰椎椎体間固定術）／腰椎変性疾患に対するPLIF／Mini-open TLIF／CBT（cortical bone trajectory）の基礎／PPS（percutaneous pedicle screw，経皮的椎弓根スクリュー）の基礎／腰椎前方固定術－前側方アプローチ（腹膜外路）／腰椎前方固定術－前方アプローチ（経腹膜法）

No.7 肩・肘の骨折・外傷の手術
編集　岩崎倫政／210ページ，2016年7月発行，定価11,880円（8％税込）

Ⅰ．肩・上腕
上腕骨近位端骨折に対するロッキングプレート固定／上腕骨近位端骨折に対する髄内釘固定／上腕骨近位端骨折に対する人工骨頭置換術／肩鎖関節脱臼に対する最小侵襲手術／鎖骨遠位端骨折に対するプレート固定／肩甲骨関節窩骨折に対する骨接合術／外傷性肩関節不安定症に対するBankart修復術および烏口突起移植術（Latarjet法）／陳旧性肩関節脱臼に対する手術療法／上腕骨骨幹部骨折

Ⅱ．肘・前腕
橈骨・尺骨骨幹部骨折　AO法の原理に基づく内固定術／橈骨頭・頚部骨折－ORIF＆人工橈骨頭置換術／小児上腕骨顆上骨折／成人上腕骨遠位端関節内骨折／新鮮Monteggia骨折／肘関節脱臼骨折—Terrible triad injury

No.8 スポーツ復帰のための手術　股関節，足関節・足部
編集　中村茂／202ページ，2016年10月発行，定価11,880円（8％税込）

Ⅰ．股関節
関節唇損傷・大腿骨頭靱帯断裂に対する鏡視下手術／大腿骨寛骨臼インピンジメントに対する鏡視下手術／寛骨臼形成不全に対する鏡視下棚形成術／離断性骨軟骨炎に対する鏡視下手術／弾発股に対する手術

Ⅱ．足関節・足部
遺残靱帯を用いた足関節外側靱帯再建術／自家腱を用いた足関節外側靱帯再建術／鏡視下靱帯修復術ArthroBroström／鏡視下靱帯再建手術／足関節前方インピンジメント症候群に対する鏡視下手術／足関節後方インピンジメント症候群に対する鏡視下手術／腓骨筋腱脱臼に対する手術（腓骨筋支帯修復術，骨性制動術）／疲労骨折（第5中足骨近位骨幹部，足関節内果，舟状骨）に対する手術／距踵骨軟骨損傷に対する鏡視下手術／種子骨障害および足底腱膜炎に対する手術／アキレス腱付着部症に対する付着部再建術

No.9 膝関節の再建法－最適な選択のために－
編集　宗田大／206ページ，2017年1月発行，定価11,880円（8％税込）

Ⅰ．TKA
TKAの術前計画　二次元計画と三次元計画／CR型，PS型の選択法と術式の選択／CR型，PS型の選択法とPS手術の進め方／靱帯バランステンサーを駆使したTKA手術　テンサーの使い方とmedial preserving gap technique／外側型OAに対するTKA／PCL切除型TKAにおけるテクニック／拘束性の高いTKAの実際／Revision TKA／感染例に対するRevision TKA　実際の各種方法について

Ⅱ．UKA
UKA（TeSP法）／人工膝単顆置換術 spacer block technique／組み合わせ式二顆置換術（modular unlinked bi-compartmental knee arthroplasty；BiKA）

Ⅲ．骨切り術
Medial open wedge high tibial osteotomy／Closed wedge HTO／骨切り組み合わせ（大腿骨・脛骨の骨切り術）

■年間購読お申し込み・バックナンバー購入方法

・年間購読およびバックナンバー申し込みの際は，最寄りの医書店または小社営業部へご注文ください。
・小社ホームページまたは本誌付属の綴じ込みハガキでもご注文いただけます。
　ホームページでは，本誌に紹介されていないバックナンバーの目次の詳細・サンプルページもご覧いただけます。

【お問い合わせ先／ホームページ】
株式会社メジカルビュー社　〒162-0845 東京都新宿区市谷本村町2-30　Tel：03（5228）2050
E-mail：eigyo@medicalview.co.jp（営業部）URL：http://www.medicalview.co.jp

OS NEXUS No.10
脊椎固定術　匠のワザ

2017年5月1日　第1版第1刷発行

■編集委員　宗田　大・中村　茂・岩崎倫政・西良浩一

■担当編集委員　西良浩一　さいりょうこういち

■発行者　鳥羽清治

■発行所　株式会社メジカルビュー社
〒162-0845 東京都新宿区市谷本村町2-30
電話　03(5228)2050(代表)
ホームページ http://www.medicalview.co.jp/

営業部　FAX 03(5228)2059
　　　　E-mail eigyo@medicalview.co.jp

編集部　FAX 03(5228)2062
　　　　E-mail ed@medicalview.co.jp

■印刷所　シナノ印刷株式会社

ISBN978-4-7583-1389-6 C3347

©MEDICAL VIEW, 2017. Printed in Japan

- 本書に掲載された著作物の複写・複製・転載・翻訳・データベースへの取り込みおよび送信（送信可能化権を含む）・上映・譲渡に関する許諾権は，(株)メジカルビュー社が保有しています．

- JCOPY〈出版者著作権管理機構 委託出版物〉
本書の無断複製は著作権法上での例外を除き禁じられています．複製される場合は，そのつど事前に，出版者著作権管理機構（電話 03-3513-6969，FAX 03-3513-6979，e-mail：info@jcopy.or.jp）の許諾を得てください．

- 本書をコピー，スキャン，デジタルデータ化するなどの複製を無許諾で行う行為は，著作権法上での限られた例外（「私的使用のための複製」など）を除き禁じられています．大学，病院，企業などにおいて，研究活動，診察を含み業務上使用する目的で上記の行為を行うことは私的使用には該当せず違法です．また私的使用のためであっても，代行業者等の第三者に依頼して上記の行為を行うことは違法となります．